Hicham Hilali

O desenvolvimento do autocuidado em pacientes com ostomia

Hicham Hilali

O desenvolvimento do autocuidado em pacientes com ostomia

ScienciaScripts

Imprint

Any brand names and product names mentioned in this book are subject to trademark, brand or patent protection and are trademarks or registered trademarks of their respective holders. The use of brand names, product names, common names, trade names, product descriptions etc. even without a particular marking in this work is in no way to be construed to mean that such names may be regarded as unrestricted in respect of trademark and brand protection legislation and could thus be used by anyone.

Cover image: www.ingimage.com

This book is a translation from the original published under ISBN 978-613-8-45908-8.

Publisher:
Sciencia Scripts
is a trademark of
Dodo Books Indian Ocean Ltd. and OmniScriptum S.R.L publishing group

120 High Road, East Finchley, London, N2 9ED, United Kingdom
Str. Armeneasca 28/1, office 1, Chisinau MD-2012, Republic of Moldova, Europe
Managing Directors: Ieva Konstantinova, Victoria Ursu
info@omniscriptum.com

Printed at: see last page
ISBN: 978-620-4-05015-7

Sumário

Este estudo descritivo propõe focar o papel dos enfermeiros no desenvolvimento do autocuidado em pacientes colostomizados no Instituto Nacional de Oncologia Sidi Mohammed Ben Abdellah (INO) em Rabat.

A idéia de realizar esta pesquisa decorre, em primeiro lugar, da experiência profissional, o que nos permitiu observar o sofrimento vivido pelas pessoas colostomizadas na ausência de uma estratégia de atendimento nas unidades de atendimento do INO em Rabat, e, em segundo lugar, da preocupação em identificar os problemas que dificultam o autocuidado e a adaptação destes pacientes.

Para abordar este tema, foi necessário formular o problema para declarar o propósito e a questão da pesquisa. A literatura revisada forneceu uma estrutura para o estudo, baseada em conceitos e teorias de enfermagem como a teoria do autocuidado de Dorthea Orem, a teoria do cuidado de Jean Watson baseada na dimensão humana do cuidado, e a teoria da adaptação de Callista Roy.

Os dados foram coletados por meio de um questionário auto-administrado para a população de enfermagem com uma amostra de 28 participantes e entrevistas semi-estruturadas com pacientes colostomizados n=10.

Este estudo revelou várias deficiências nos cuidados de enfermagem de pacientes colostomizados, sendo as principais (a) deficiências no treinamento inicial: 61% dos enfermeiros [1]participantes não foram treinados no cuidado de pacientes colostomizados durante sua formação básica, (b) a educação continuada permanece quase ausente para os enfermeiros nas unidades de estudo, (c) a ausência de desenhos e abordagens de cuidados adaptados ou aqueles desenvolvidos em consenso com parceiros de cuidados, e (d) informação, educação e apoio psicológico inadequados para pacientes colostomizados

Vários constrangimentos, considerados como estando por detrás desta situação, surgiram no final deste estudo, incluindo a falta de recursos materiais e humanos, a falta de formação e supervisão.

luz dos resultados desta pesquisa, foram feitas recomendações relativas à formação básica, educação continuada, gestão e pesquisa no interesse de melhorar o atendimento de pacientes colostomizados, sendo as principais (a) integrar o módulo "educação do cliente" e o módulo "Escolas de Pensamento de Enfermagem" no currículo de formação de EPM da [graduação] (b) propor um plano de cuidados para doentes colostomizados, (c) revitalizar a educação contínua, (d) apoiar a formação de enfermeiros de referência no cuidado de doentes colostomizados, (e) reforçar a multidisciplinaridade no cuidado de doentes colostomizados, (f) dotar as unidades de cuidados do INO dos recursos

---

[1] O gênero masculino é usado por uma questão de brevidade e não como um termo discriminatório.

1

necessários, e (g) relançar outras investigações noutros estabelecimentos que cuidam de doentes colostomizados

<u>Palavras-chave</u>: apoio, relacionamento de ajuda, adaptação, autocuidado, paciente colostomizado, papel de enfermagem.

Índice

Introdução   5

Capítulo 1   7

Capítulo 2   10

Capítulo 3   24

Capítulo 4   28

Capítulo 5   48

Conclusão   60

Referências Bibliográficas   61

Lista de abreviações

CHIS :   Centre hospitalier Ibn Sina

CHU :   Centre hospitalier universitaire

DMS :   Durée moyenne de séjour

EPM :   Etudes paramédicales

IDE :   Infirmier diplômé d'Etat

IFCS :   Institut de Formations aux Carrières de Santé

INO :   Institut National d'Oncologie

OMS :   Organisation Mondiale de Santé

US :   Unité de soins

USA :   Etats-Unis d'Amérique

Introdução

Em 1978, a Organização Mundial de Saúde reconheceu a importância dos cuidados de saúde primários como um meio de alcançar a saúde para todos. Assim o definiu como, em parte, "cuidados essenciais de saúde baseados em métodos e tecnologias práticos, cientificamente sólidos e socialmente aceitáveis, universalmente acessíveis aos indivíduos e famílias de uma comunidade, através da sua plena participação, e a um custo que a comunidade e o país podem pagar em cada fase do seu desenvolvimento, no espírito de autonomia e autodeterminação" (p. 3).

Os cuidados de saúde primários incluem e integram a promoção da saúde, bem como cuidados preventivos, curativos, paliativos, reabilitativos e de apoio. Um princípio fundamental dos cuidados de saúde primários é a participação dos consumidores.

Planel (2001) afirma que os cuidados primários levam em conta o campo fenomenal do paciente correspondente à realidade subjetiva da pessoa e, portanto, à representação que ela tem de sua situação. Requer discernimento, qualidades profissionais e humanas, conhecimentos de ciências sociais, psicologia, antropologia, ética e economia por parte da enfermeira.

Nas doenças crónicas, o plano de cuidados baseia-se, entre outras coisas, no tratamento do doente e da sua família da doença, no seu tratamento e, claro, nas repercussões psicológicas e sócio-profissionais. Para aprender a viver com a doença, o paciente necessita de um grande número de habilidades na área de autocuidado.

Com isto em mente, e a fim de ajudar o paciente a mobilizar as suas competências, a educação terapêutica é fundamental. Permite que o paciente e o seu círculo íntimo compreendam a doença. Ao encorajar o desenvolvimento do autocuidado no paciente e ao reforçar o seu sentimento de competência, a educação terapêutica ajuda a manter ou melhorar a qualidade de vida e as actividades sociais. Assim, a enfermeira, ao prestar este apoio, ajuda a promover a adaptação do paciente à sua nova situação de vida.

No caso da colostomia, a educação terapêutica do paciente pode ter várias dimensões, pois esta situação causa uma perturbação da imagem corporal, dificuldade em lamentar a função do cólon, dificuldade em aceitar a presença no corpo de um órgão não funcional enquanto a bolsa da colostomia está fora do corpo, dificuldade em lidar com os cuidados diários. O paciente colostomizado tem que cuidar de si mesmo e adaptar-se à sua nova situação.

Neste sentido, a promoção do apoio a estes pacientes implica um trabalho de equipa baseado essencialmente na multidisciplinaridade. Dentro desta equipa, a enfermeira tem um papel essencial a desempenhar, estando disponível, escutando, dando apoio psicológico e ensinando/prendendo autocuidado para desenvolver a autonomia do paciente antes de sair do hospital e para ajudá-los a adaptar-se à sua nova vida.

De facto, este apoio assume que a enfermeira é competente no cuidado de pessoas colostomizadas, que tem as capacidades técnicas e relacionais mas também as capacidades humanas para melhor compreender e confortar estes pacientes.

Com isto em mente, esta pesquisa propôs explorar o papel dos enfermeiros no desenvolvimento do autocuidado entre pacientes colostomizados no Instituto Nacional de Oncologia Sidi Mohammed Ben Abdellah (NIO) em Rabat e identificar suas necessidades e expectativas em relação aos cuidados de enfermagem.

O objetivo é, portanto, destacar os elementos que podem orientar a prática e trazer melhorias no cuidado das pessoas colostomizadas. Estas melhorias terão como objectivo a recuperação da autonomia destes pacientes através do ensino/aprendizagem do autocuidado e do seu acompanhamento.

Este trabalho está dividido em cinco capítulos principais que são (a) declaração do problema da pesquisa, (b) revisão da literatura, (c) metodologia da pesquisa, (d) apresentação dos resultados e (e) discussão dos resultados com as recomendações necessárias.

Capítulo 1: Questões de pesquisa

I. Formulação do problema de pesquisa

Com mais de 10 milhões de novos casos diagnosticados a cada ano, o câncer se tornou uma das doenças mais devastadoras para a humanidade. As causas e tipos de câncer variam de região para região, mas na maioria dos países dificilmente há uma família que seja poupada deste flagelo. O fardo da doença é imenso, não só para os próprios pacientes, mas também para as suas famílias e amigos. A nível social, o cancro coloca desafios consideráveis aos sistemas de saúde tanto nos países pobres como nos ricos (OMS, 2005).

Segundo a OMS (2005), o câncer é uma das principais causas de morte em todo o mundo. De um total de 58 milhões de mortes em todo o mundo, 7,6 milhões (ou 13%) foram devidas a esta doença. O câncer de cólon ocupa o 3° lugar com uma freqüência de 945.000 novos casos por ano, dos quais 50% dos pacientes diagnosticados morrem.

Em Marrocos, a Federação Nacional de Centros Privados de Oncologia (2007) afirma que os cancros colorrectais são os cancros digestivos mais comuns e que estão também entre os mais perigosos. No entanto, devido à falta de um registo exaustivo, a proporção exacta de cancros colorrectais entre os 40.000 novos casos registados anualmente é desconhecida, mas parece ser a terceira causa de morte mais comum, depois dos cancros mamários e pulmonares.

O diagnóstico de câncer é uma experiência traumática. A perturbação que provoca no indivíduo e nas pessoas à sua volta, e o seu impacto na vida pode ser difícil de lidar. Uma pessoa diagnosticada com câncer de cólon ou retal passa por todo tipo de emoções. O desespero e a ansiedade são reacções perfeitamente normais para as pessoas que enfrentam um evento que muda a sua vida (Cancer Research Association, 2003).

A cirurgia continua sendo o procedimento terapêutico essencial no tratamento do câncer colorretal quando o paciente está operável. Consiste na colocação de uma colostomia, para fins curativos, paliativos ou temporários. O papel do estoma é desviar completamente o banco para uma bolsa especial localizada fora do corpo. Em França, 80.000 pessoas têm uma ostomia (Bulletin du Cancer, 2006), enquanto que em Marrocos o número exacto de ostomatos é desconhecido.

A aprendizagem da necessidade de um estoma digestivo cria um choque psicológico para o paciente, pois tem uma conotação de seriedade, ou seja, não há alternativa, o que faz com que o sujeito se sinta estressado e ansioso por causa dos preconceitos que o estoma levanta em relação à higiene. A isto se podem acrescentar sentimentos de vergonha ou culpa ligados à presença do estoma e as limitações ligadas a esta situação, que afecta a integridade psicossocial do paciente e a sua auto-estima, daí a noção de luto, especialmente o luto da sua imagem corporal. De facto, as verdadeiras dificuldades começam muito frequentemente quando o paciente regressa a casa e retoma uma vida "normal".

Como qualquer perda de um órgão ou função, a perda de controle de esfíncteres tem aspectos específicos. De fato, na nossa sociedade muçulmana, o indivíduo sente que a excreção é uma função altamente íntima que pode ser melhor administrada em casa, no ambiente familiar. Esta percepção pode estar ligada à noção de que "sujeira" é prejudicial a si mesmo e aos outros. O paciente com ostomia está, portanto, numa posição particularmente delicada. A preparação da derivação intestinal e a incontinência súbita requerem cuidados especiais e manuseio de materiais especiais.

Na revista 'Care', Guyot e Montandon (1999) afirmam que o ostomato é susceptível de reactivar experiências da fase de desenvolvimento anal, de modo que existem muitas semelhanças com a criança neste período da vida. Na verdade, a proibição de tocar nas áreas anais era formal e considerada como algo "sujo" e socialmente inaceitável (p 21).

Após a cirurgia e antes de dominar os cuidados, o paciente frequentemente expressa medo ou mesmo terror de vazar, sujar ou cheirar mal. Um incidente pode levar a um trauma significativo e pode fazê-lo temer ser um objeto de repugnância e não ser mais aceito pelo seu círculo íntimo. Este primeiro contacto com o estoma provoca frequentemente um choque emocional intenso no paciente, caracterizado pela ansiedade, desânimo e tristeza devido à mudança no estilo de vida. Além disso, o paciente neste caso pode expressar uma recusa em realizar eles próprios os cuidados, e é por isso que estes pacientes necessitam de apoio holístico.

Na França, os cuidados pré-operatórios são abrangentes, tendo em conta critérios físicos, biológicos, psicológicos, sociais e culturais. Durante este período, a pessoa encontra o cirurgião, o psicólogo, o anestesista e a enfermeira estomatologista, através de consultas independentes. Existe também a possibilidade de utilizar uma associação de ostomato que desempenhará o papel de conselheiro educativo para o paciente através da *modelagem*, que consiste em incentivar a troca de experiências de doença entre a comunidade colostomada e o paciente (CHU de Toulouse, 2000).

O uso de uma enfermeira de ostomia é essencial para personalizar o aparelho, prevenir complicações e iniciar a autonomia do paciente. No entanto, a prática no Instituto Nacional de Oncologia em Rabat mostrou que o cuidado oferecido à pessoa colostomizada é deficiente. A maioria dos pacientes expressa a necessidade de serem acompanhados a fim de lidar com a sua nova situação e recuperar a sua autonomia e dignidade.

Alguns mostram vontade de se adaptar à sua nova vida, enquanto outros são mais relutantes em assumir a responsabilidade por si próprios e têm dificuldades de adaptação, mesmo que lhes seja confiado um tratamento de ostomia assim que saem do hospital. Este cuidado requer mudanças no estilo de vida que devem ser integradas o melhor possível nas atividades e obrigações diárias.

Para aprender a viver com o seu estoma, para ser o mais autónomo possível e para se adaptar à sua nova situação, o paciente deve recorrer às suas próprias capacidades na área do autocuidado. A este nível, o papel da enfermagem na aprendizagem e apoio é fundamental para permitir ao paciente e ao seu círculo mais próximo compreender a doença e os cuidados prestados.

Actualmente reconhece-se que as condições crónicas exigem que os terapeutas repensem as suas acções no sentido de que o paciente desempenha um papel central na gestão do dia-a-dia do tratamento (Assal, 1996). É neste contexto que um campo específico tem vindo a desenvolver-se há vários anos, dedicado à educação terapêutica do paciente. Esta educação do paciente, que se concentra na gestão de cuidados ou "autocuidado" com vista a alcançar uma qualidade de vida satisfatória apesar da omnipresença da doença, baseia-se no desenvolvimento pelo próprio paciente das competências e atitudes adequadas à gestão da sua saúde.

Orem (1987) considera três fontes de dificuldades que levam as pessoas a procurar ajuda para suas ações de autocuidado (a) falta de conhecimento diante de um novo problema, (b) diminuição da capacidade de análise e tomada de decisão em uma situação específica, e (c) nível limitado de comprometimento com a ação de autocuidado. No entanto, na INO, essas dificuldades são pouco consideradas. Os enfermeiros não prestam atenção suficiente às atividades de auto-aprendizagem e ao processo de ensino que as pessoas colostomizadas devem receber, pré e pós operatório, assim como quando saem da instituição.

Após estas observações, e na ausência de qualquer literatura sobre estes aspectos, revelou-se relevante descrever o papel do enfermeiro no desenvolvimento do autocuidado da pessoa colostomizada no INO em Rabat.

II. Objetivo

O objetivo deste estudo é descrever o papel da enfermagem no desenvolvimento do autocuidado de pessoas colostomizadas no Instituto Nacional de Oncologia (INO) Sidi Mohammed Ben Abdellah em Rabat.

III. Pergunta de pesquisa

Qual é o papel da enfermagem no desenvolvimento do autocuidado da pessoa colostomizada? Caso dos enfermeiros polivalentes qualificados pelo Estado do Instituto Nacional de Oncologia de Rabat.

Capítulo 2: Revisão da literatura

Este capítulo apresenta um resumo da literatura principal identificada em relação ao tema da pesquisa, sua análise crítica e o marco conceitual do estudo resultante.

Estudos empíricos que lidam com autocuidado em pacientes com câncer colostomizado são raros. Como resultado, a literatura revisada se preocupa principalmente com os aspectos teóricos do autocuidado, do enfrentamento e do apoio aos pacientes colostomizados.

A colostomia pode ser realizada em diferentes tipos de patologia colônica, existem dois tipos de colostomias realizadas dependendo da doença (a) colostomias temporárias são realizadas quando o esfíncter anal pode ser preservado e a continuidade pode ser restaurada posteriormente. Existem três tipos de colostomia temporária (bypass, protecção e segurança) e (b) as colostomias definitivas são realizadas quando a lesão cólica é demasiado extensa, por exemplo, no cancro, o esfíncter anal é sacrificado em favor de uma colostomia "definitiva".

As colostomias não costumam levar a complicações. Entretanto, pode ocorrer estreitamento do estoma (estenose), escorregamento da alça intestinal para fora de sua posição normal (prolapso) ou ruptura da parede muscular abdominal (ventilação), embora isso seja muito raro. Por vezes pode ocorrer inchaço do estoma (edema estomacal) ou hemorragia. Ainda mais raramente, o laço intestinal pode retrair-se para dentro do abdómen.

A gravidade deste fenómeno patológico tem despertado historicamente a curiosidade científica de alguns investigadores. A este respeito, uma pesquisa realizada por Gill (1974) entre cirurgiões colorrectais nos Estados Unidos da América (EUA), destaca uma certa demanda por informação ou ajuda para lidar com os problemas dos pacientes com ostomia. Depois de realizar sua análise em sete grandes cidades da França, ela demonstrou que os problemas encontrados foram os mesmos que os observados vinte anos antes. Ela, portanto, desenvolveu um projeto para superar esses problemas. Assim nasceu a estomaterapia em França, em 1976. Actualmente existem quatro escolas de estomatologistas em França e cerca de 440 estomatologistas qualificados (Nursing Research, 1997).

Ratel (2000) define a estomaterapia como o domínio dos conhecimentos técnicos e dos princípios da relação de ajuda que devem permitir ao ostomado recuperar a sua autonomia o mais rapidamente possível após a operação, de modo a retomar uma vida familiar, pessoal, profissional e social "normal". O ostomaterapeuta é assim chamado a intervir na escolha do aparelho e na educação dos pacientes. Isto requer (a) um conhecimento perfeito dos diferentes modelos de equipamentos comercializados pelos laboratórios, o que permite encontrar uma resposta "técnica" para os problemas dos equipamentos e das irritações cutâneas e (b) cuidados psicológicos são essenciais para ajudar o paciente a aceitar esta nova "deficiência" e assim facilitar a aprendizagem de cuidados que visam a autonomia e assim permitir ao ostomato adaptar-se ao seu novo modo de vida.

No entanto, em Marrocos, a formação básica de enfermeiros qualificados pelo Estado a nível dos Instituts de Formation aux Carrières de Santé não inclui uma especialização em estomatoterapia e é da responsabilidade do enfermeiro desempenhar as funções de um estomatoterapeuta acima mencionadas. No entanto, a presença de uma ostomia é em si mesma uma condição estressante e dá origem a reações emocionais e aceitação e ajuste psicológico. Isto requer que os enfermeiros tenham conhecimento dos cuidados da colostomia, que sejam empáticos e que abordem a relação com autenticidade, tacto e respeito.

Soravia, Beyeler e Lataillade (2000) afirmam que o ostomato procura adaptar-se a partir dos recursos pessoais disponíveis para eles. O paciente deve sentir-se livre para abordar questões específicas e precisas relativas à sua doença, à sua ostomia e ao seu estado emocional.

Assim, o modelo de Roy (1991), citado por Kérouac (2003), baseado na teoria geral dos sistemas de Betalanffy (1968) e na teoria dos níveis de adaptação de Helson (1964), distingue-se pelo fato de oferecer um objetivo explícito ao enfermeiro, ou seja, visar a promoção do processo dinâmico que é a adaptação de indivíduos e grupos (famílias, comunidades) ao seu ambiente. O modelo de Roy (1991) orienta tanto a intervenção de enfermagem como a pesquisa. O objetivo da intervenção é atuar sobre estímulos ou fatores do meio ambiente, a fim de obter respostas adaptadas a indivíduos e grupos com o objetivo de promover sua qualidade de vida.

Roy (1997) concebe o indivíduo como um sistema adaptativo em constante interação com um ambiente em constante mudança e, portanto, exposto a muitos estímulos. Os conceitos-chave que ilustram o funcionamento deste sistema adaptativo são entradas, processos de controle, saídas e feedback. As entradas são estímulos que podem vir de forças externas no ambiente (estímulos externos) ou de forças internas dentro do indivíduo (estímulos internos). Roy (1997) identifica três tipos de estímulos: o estímulo focal, os estímulos contextuais e os estímulos residuais. O estímulo focal, seja interno ou externo, confronta imediatamente a pessoa com o objeto ou evento que atrai sua atenção. A pessoa concentra-se neste estímulo e gasta energia para lidar com ele. Os estímulos contextuais são todos aqueles que estão presentes na situação imediata e contribuem para o efeito do estímulo focal. Assim, os estímulos contextuais são todos fatores ambientais que se apresentam à pessoa, seja de dentro ou de fora, mas que não são o foco imediato de atenção. Os estímulos residuais são aqueles fatores ambientais dentro ou fora da pessoa cujos efeitos sobre a situação atual não são determinados. A pessoa pode não estar ciente da influência desses fatores e seu efeito não pode ser medido. Finalmente, os estímulos focais, contextuais e residuais mudam rapidamente à medida que o ambiente muda. O significado de cada um destes estímulos pode mudar; o que é focal num determinado ponto pode tornar-se contextual e o que é contextual pode tornar-se residual.

A prática da enfermeira centra-se na aceitação, protecção e apoio da pessoa e da sua relação com o meio ambiente (Roy, 1997). A intervenção da enfermeira visa manter respostas eficazes e modificar as ineficazes, manipulando os estímulos focais e contextuais. A enfermeira irá modificar, aumentar, diminuir, reter ou manter os estímulos para que a pessoa venha a exibir respostas eficazes em todos os quatro modos (a) o modo 'fisiológico', (b) o modo 'autoconceito', (c) o modo 'papel-função' e (d) o modo 'interdependência' (Roy, 1970, 1986; Roy e Andrews, 1991, 1999).

De uma perspectiva fenomenológica, a teoria da enfermagem do humano no processo de se tornar (Parse, 1992, 1997, 1998) apresenta a pessoa como um ser humano vivendo um processo contínuo de se tornar do qual é co-autor, sendo o ser humano e o meio ambiente co-participantes na sua criação. Parse (1990, 1998, 2002) descreve a saúde como um compromisso pessoal que cada ser humano vive ao incorporar suas prioridades de valor e cuidados como o uso do corpo de conhecimentos da disciplina para co-criar qualidade de vida a partir da perspectiva da pessoa. Dois pressupostos subjacentes a esta teoria sustentam a orientação de enfermagem para o fenómeno em estudo (a) que a pessoa dá sentido às experiências de vida e que toda a experiência é vivida no ritmo das relações intersubjectivas reflectindo paradoxos (um paradoxo pode ser, por exemplo, afirmar a independência numa cultura que a valoriza) e (b) ao mesmo tempo aceitar a ajuda de outros para satisfazer necessidades.

Assim, aprender a cuidar de um paciente colostomizado traz maior conforto e autonomia. A ajuda e o apoio da comitiva imediata, da família, do cônjuge ou de outra pessoa significativa, são factores que influenciam profundamente a sua capacidade de adaptação à sua nova imagem. As reuniões com outros ostomados permitem aos participantes partilhar as suas preocupações e descobrir os seus recursos. Daí a importância do intercâmbio e do ensino/aprendizagem do autocuidado, cuja base se encontra na "Declaração de Alma-Ata". De facto, a OMS (1978) define os cuidados de saúde primários da seguinte forma:

> Os cuidados de saúde primários são cuidados de saúde essenciais baseados em métodos e tecnologias práticos, cientificamente sólidos e socialmente aceitáveis, tornados universalmente acessíveis aos indivíduos e famílias da comunidade através da sua plena participação, e a um custo que a comunidade e o país podem pagar em cada fase do seu desenvolvimento, no espírito de auto-responsabilidade e autodeterminação [...] aproximando o mais possível os cuidados de saúde do local onde as pessoas vivem e trabalham [...] Inclui, no mínimo, a educação sobre os problemas de saúde existentes e os métodos de prevenção e controle aplicáveis a eles [...] Requer e promove o máximo de auto-responsabilidade e autodeterminação da comunidade [...].Eles exigem e promovem a máxima responsabilidade e

participação comunitária e individual no planejamento, organização, operação e controle dos cuidados primários de saúde, fazendo o máximo uso dos recursos locais, nacionais e outros, e para isso promovem, através de educação apropriada, a capacidade de participação das comunidades [...] (p 3-4).

Numa linha semelhante, Orem (1991), citado por Pôlet-Masset (1993), define autocuidado como "uma série de ações deliberadas realizadas pelo ser humano para garantir sua sobrevivência, saúde e bem-estar" (p.91). Esta definição enquadra-se perfeitamente no conceito de responsabilidade aplicada à saúde. Neste contexto, o indivíduo 'saudável' age cuidando de si mesmo. O indivíduo "insalubre" não é outro senão aquele que, devido a doença, acidente ou outras razões, está limitado na sua capacidade de cuidar de si mesmo e chama a enfermeira para o ajudar a gerir o seu capital ou défice de autocuidado. De acordo com Orem (1987), os requisitos de autocuidado terapêutico são aquelas ações necessárias para atender às necessidades de sustentação da vida, promoção da saúde e ações de desenvolvimento em geral.

A ação do autocuidado, segundo Orem (1987), implica um poder humano desenvolvido ao longo de uma vida. Este poder humano significa a capacidade de se envolver eficazmente. Isto é desenvolvido através do processo espontâneo de aprendizagem. Assim, este processo leva a pessoa a desenvolver gradualmente um repertório de práticas de autocuidado e competências correspondentes.

Orem (1987) estabelece os pressupostos para a teoria do autocuidado. A primeira é que os seres humanos têm um potencial intrínseco e uma motivação para desenvolver capacidades intelectuais e práticas e para iniciar o autocuidado ou o cuidado de um membro da família. O segundo pressuposto é que os meios (práticas, tecnologias, métodos) de satisfazer as necessidades de autocuidado são culturais e variam de pessoa para pessoa. Para este autor, aprender o autocuidado e engajar-se nele de forma contínua são funções humanas. Trata-se de (a) estar atento a si próprio e ao seu ambiente, (b) reconhecer o seu estado fisiológico e de desenvolvimento particular e as suas características estruturais específicas, (c) compreender as necessidades de autocuidado reconhecidas e (d) validar as práticas culturais de autocuidado e os requisitos terapêuticos de autocuidado. O objectivo é aprender linhas de acção apropriadas e aplicar o conhecimento para realizar sequências de acções de autocuidado dirigidas para si e para o mundo exterior.

Segundo este teórico, o papel da enfermeira é ajudar o cliente a adotar uma atitude responsável em relação ao autocuidado através de cinco modos de assistência: agir, orientar, apoiar, criar um ambiente favorável ao desenvolvimento da pessoa e ao ensino. Para isso, a enfermeira escolhe um sistema de intervenção totalmente compensatório, parcialmente compensatório ou ligado a actividades educativas ou de desenvolvimento, dependendo da capacidade e vontade do cliente (Orem 1991, 1995).

As declarações de Orem sobre o conceito de autocuidado correlacionam-se bem com a situação vivida pelos pacientes colostomizados, uma vez que a sua condição requer a total atenção da enfermeira para estimular a sua motivação e envolvê-los no processo de autocuidado. Isto requer um diagnóstico completo dos potenciais pessoais da pessoa e déficits no autocuidado, do qual emerge o papel de enfermagem de acordo com os três modos de assistência (a) totalmente compensatório, (b) parcialmente compensatório e (c) ensino/educação.

A OMS (1998) define uma lista de 60 doenças crônicas, incluindo a colostomia, onde a eficácia do tratamento é determinada pelo grau de educação terapêutica do paciente. Há três tipos de atividades que poderiam ser agrupadas na definição de "educação em saúde centrada no paciente", começando da mais ampla para a mais específica:

- A educação para a saúde é definida como um conjunto de intervenções coordenadas que visam promover um nível óptimo de saúde para a população, preservando e melhorando a qualidade do ambiente de vida. As intervenções visam informar a população sobre questões de saúde, sensibilizá-la para as suas responsabilidades, mudar comportamentos individuais e/ou colectivos e utilizar os serviços de saúde de forma sensata;

- A educação dos pacientes é sobre comportamentos de saúde relacionados com a doença, tratamento, prevenção de complicações e recaídas. Inclui o impacto que a doença pode ter sobre outros aspectos da vida;

- A educação terapêutica do paciente refere-se a actividades educativas relacionadas com o tratamento curativo ou paliativo. É um processo contínuo integrado no cuidado e focado no paciente. Inclui actividades organizadas de sensibilização, informação, aprendizagem e apoio psicossocial relativamente à doença, ao tratamento prescrito, cuidados, hospitalização e outras instituições de cuidados relevantes, bem como à saúde e comportamento do doente. Visa ajudar o doente e os seus familiares a compreender a doença e o tratamento, a cooperar com os cuidadores, a viver da forma mais saudável possível e a manter ou melhorar a qualidade de vida. A educação deve permitir ao paciente adquirir e manter os recursos necessários para gerir a vida com a doença de forma óptima (OMS, 1998).

Como educadora, a enfermeira apoia a aquisição de competências que visam o bem-estar e a saúde. Ele/ela desenvolve um contrato de aprendizagem levando em conta o estágio de desenvolvimento da doença, o nível de estresse e as limitações relacionadas à condição da pessoa (Hagan, 1996).

Para Guyot e Valois (2003), a educação dos ostomados envolve modos de integração cognitiva (conhecimento), gestual (know-how) e emocional (habilidades interpessoais). Este último deve ser objecto de um programa progressivo e adaptado que permita uma evolução passo a passo, respeitando as capacidades individuais de aprendizagem e os modos específicos de apropriação de cada pessoa. Os métodos e ferramentas utilizados devem ser muito variados, utilizando aulas, experiências, demonstrações, trabalhos e aplicações práticas, perguntas e respostas, material escrito, etc.

Esta educação terapêutica diz respeito a todos os profissionais de saúde, em particular aos enfermeiros envolvidos no tratamento de pacientes com doenças crónicas. Isto requer o desenvolvimento da competência dos profissionais nesta área. O grupo de peritos da OMS citado por Assal, Deccache e D'Ivernois (1998) especifica os elementos desta competência da seguinte forma: (a) adaptando o seu comportamento profissional aos pacientes e à sua condição (crónica/aguda), (b) adaptando a gestão terapêutica aos pacientes, (c) articular os seus papéis e acções com os dos seus colegas educadores com quem cooperam, (d) comunicar empatia com os doentes, (e) reconhecer as necessidades dos doentes (tanto objectivas, tal como definidas pelos educadores, como subjectivas, específicas dos doentes e das suas vidas), (f) ter em conta o estado emocional dos doentes, a sua experiência e as representações da sua condição, (g) ter em conta as necessidades dos doentes e das suas famílias, (f) ter em conta o estado emocional, experiências e representações dos pacientes, (g) ajudar os pacientes a aprender (estar preocupado com o que aprendem e não apenas com o que lhes é ensinado), (h) ensinar os pacientes a "gerir" a sua doença e a utilizar adequadamente os recursos de saúde, sociais e económicos disponíveis, (i) ajudar os pacientes a organizar o seu "modo de vida (j) educar e aconselhar os pacientes sobre como responder a crises e episódios agudos e sobre os factores pessoais, psicossociais e ambientais que influenciam a forma como gerem a sua condição, (k) seleccionar e fazer uso apropriado das técnicas e ferramentas educacionais disponíveis (por exemplo, contrato educacional, brochuras explicativas ou ajudas de memória, testemunhos de pacientes, etc.)(k) selecionar e fazer uso apropriado das técnicas e ferramentas educacionais disponíveis (por exemplo, contrato educacional, folhetos explicativos ou auxílios de memória, depoimentos de pacientes, etc.), (l) levar em conta as dimensões educacionais, psicológicas e sociais do tratamento e cuidado a longo prazo, (m) avaliar os efeitos terapêuticos da educação, tanto clínica quanto biológica, psicossocial, educacional, social e econômica, e ajustar o processo educacional, e (n) avaliar e ajustar regularmente as práticas educacionais e o desempenho dos cuidadores.

No seu guia, a direcção do Serviço de Enfermagem de Toulouse (2000) expôs os elementos de uma assistência de enfermagem de boa qualidade para os ostomados. Foram definidos vários critérios relativos à fase educacional, à fase de preparação para a alta hospitalar e à fase de acompanhamento a longo prazo.

A fase educacional é a fase de "grande aprendizado" onde os pacientes com ostomia recebem o básico para seus cuidados pessoais na unidade de internação. Consiste primeiro em olhar para o estoma, depois tocá-lo e finalmente realizar os cuidados gradualmente.

O serviço de enfermagem do Hospital Universitário de Toulouse (2000) propõe seis temas relativos à fase educacional primeiro durante a hospitalização:

- respeitar as etapas do programa de educação para o autocuidado, que consiste em avaliar o trabalho de luto do paciente e motivá-lo a tomar conta dos seus próprios cuidados antes de iniciar a educação. Há necessidade de um desejo de aprender por parte da pessoa, que precisará ser ativamente escutada para empreender o programa terapêutico. O paciente deverá ser capaz de reformular a informação recebida, fazer perguntas, participar e visualizar o seu estoma;

- a escolha certa do sistema de pouching em função do tipo de exoneração, da morfologia do estoma, da sua localização e dos desejos do paciente. Um bom aparelho deve garantir segurança, protecção, facilidade de manuseamento, conforto e discrição;

- as regras dietéticas de acordo com a derivação, que são um pacote de conselhos dados pelos dietistas para promover uma dieta equilibrada e adaptada. No entanto, a enfermeira do estoma também pode ajudar a pessoa nesta área. Um documento de apoio é entregue à pessoa com as recomendações a serem respeitadas, as diferentes ações a serem tomadas em caso de problemas de trânsito;

- conselhos sobre vestuário para permitir que a ostomia funcione correctamente, sem perturbar o ostomato, conselhos sobre como recuperar a harmonia social, onde a enfermeira se envolve num processo de ajuda à auto-estima, relações de casal/criança/família, vida social e actividade profissional;

- o uso do recurso pessoa para promover a harmonia social.

Em segundo lugar, existe a fase de preparação para a alta do hospital, que consiste em preparar a pessoa para regressar a casa de acordo com um processo de cuidados composto pelos seguintes componentes (a) o paciente recebe apoio técnico por escrito para realizar os cuidados, para aconselhamento sobre a vida diária, para o que fazer quando viaja, bem como informações sobre uma associação especializada, (b) o paciente recebe informações sobre os parceiros de saúde por meio de uma lista de terapeutas de estoma mais próximos de sua casa, informações sobre como obter assistência social se necessário ou para cuidados de enfermagem particulares, e (c) o terapeuta de estoma assegura a continuidade dos cuidados comunicando o grau de autonomia do paciente e seu protocolo de cuidados ao centro de cuidados ou enfermeira particular.

Finalmente, a fase de acompanhamento a longo prazo vem após a pessoa ter integrado as várias competências, permitindo-lhe ter autonomia e uma qualidade de vida satisfatória. O acompanhamento a longo prazo é realizado através de consultas que visam avaliar as realizações e dificuldades da pessoa e fazer os reajustes necessários. Este acompanhamento avalia três áreas (Hospital Universitário de Toulouse, 2000) (a) aquisição da técnica de autocuidado, avaliando o equipamento (posição, diâmetro, condição, etc.) e a prática do procedimento. Se o paciente não realizar o autocuidado, é pedido ao cuidador que mostre como é feito, (b) verificação do estoma e (c) qualidade de vida: o paciente mostra uma expressão de uma mudança positiva no autoconceito? O paciente tem a capacidade de ter uma antecipação positiva do seu futuro? O equilíbrio das necessidades básicas é alcançado? Se estas perguntas são respondidas afirmativamente, então isto é prova de uma boa adaptação e integração psicológica do estoma.

O pessoal de enfermagem é também chamado a ter em conta a dimensão humana que é parte integrante da abordagem educacional e terapêutica dos pacientes colostomizados, ou seja, a acolher, ouvir, compreender e responder à dor física ou moral, para permitir ao paciente beneficiar de um certo conforto, acompanhamento espiritual e a ajuda necessária.

É nesta visão holística que Watson citado por Kerouac (2003) considera a enfermagem como uma ciência e uma arte, uma vez que se baseia num sistema de valores humanista e altruísta e no conhecimento científico. O cuidado é um ideal moral que envolve o compromisso pessoal de respeitar a dignidade humana e a preservação da humanidade. Watson (2000) propõe dez processos de 'caritas clínicas' baseados em

- valores humanistas e altruístas;

  crença e esperança ;

- tomar consciência de si mesmo e dos outros ;

- o desenvolvimento de uma relação de apoio e confiança;

- expressão de sentimentos positivos e negativos;

- a criação de um método científico de resolução de problemas;

- ensino-aprendizagem transpessoal ;

- apoio, proteção e/ou modificação do ambiente mental, físico, sócio-cultural e espiritual;

- a gratificação das necessidades humanas do beneficiário;

- forças espirituais existenciais-fenomenológicas. Em outras palavras, o cuidado deve levar em conta o indivíduo como uma pessoa única e uma entidade que tem um corpo, uma mente e uma alma.

Assim, o cuidado do paciente colostomizado deve levar em conta a experiência interna e externa da pessoa e sua integridade através de um suporte holístico baseado em uma relação de ajuda. A relação de ajuda e confiança deve fazer parte da prática diária de enfermagem para o apoio do paciente e da sua comitiva.

Larousse (2007) define o acompanhamento como o ato de cuidar e apoiar o paciente, ou mesmo ajudá-lo a suportar o seu sofrimento e ansiedade. Em linguagem de enfermagem, a palavra "acompanhamento" foi usada pela primeira vez para designar um projeto de assistência. Designa uma atitude, uma concepção de cuidado e uma relação de ajuda com o paciente que necessita de ajuda e apoio (Verspieren, 1984). O acompanhamento é definido em termos do que compreende a relação cuidador/cuidador: Competência profissional, escuta respeitosa e verdadeira comunicação com o paciente e sua comitiva (Lamau, 1996).

É evidente na literatura que o termo "suporte" tem sido usado com frequência na literatura paliativa sem uma definição clara e distinta. O apoio é especificado ou como uma relação de apoio ou psicológica, ou como uma abordagem que combina cuidados técnicos com uma dimensão relacional. O apoio a um paciente colostomizado consiste em prestar assistência durante o seu sofrimento e durante a aprendizagem do autocuidado impregnado de valores humanos, para que a pessoa seja um parceiro activo e adaptado à sua nova situação de vida, capaz de realizar os seus próprios cuidados uma vez que tenha deixado a instituição. Este apoio não pode ser concebido sem conhecimentos e competências que combinem dimensões técnicas, relacionais e humanas.

Quanto a Drevet, Jacquelot, Sion, Journiac e Schabanel (2002), descrevem a relação de ajuda como "uma acção que se enquadra no capítulo do apoio e acompanhamento, que pode ser definida como o conjunto de comportamentos e atitudes a adoptar para permitir ao paciente abordar e reflectir sobre os problemas encontrados" (p. 21).

Segundo o Encyclopaedic Dictionary of Nursing (2002), a relação de ajuda é uma técnica de entrevista usando empatia, reformulação, intervenções verbais e não verbais, e com o objetivo de ajudar uma pessoa a expressar seus problemas para encontrar dentro de si os recursos necessários para melhorar a situação. É baseado no diálogo e na escuta. A relação de ajuda requer o envolvimento pessoal tanto da enfermeira como do paciente. Para Rogers (1993), é uma relação em que pelo menos um dos dois parceiros procura encorajar o outro a crescer, a desenvolver experiência, a amadurecer, a funcionar melhor e a estar mais pronto para enfrentar a vida, sendo a intervenção baseada na própria pessoa e não no seu problema de saúde.

No âmbito desta investigação, o objectivo de uma relação de ajuda com pacientes colostomizados seria tentar devolver pontos de referência à realidade para que a pessoa possa viver com a sua patologia crónica, melhorar a sua gestão no sentido de uma ressocialização e de um regresso à autonomia. Este relacionamento pode ser usado durante os chamados cuidados "diários" e será chamado de relacionamento informal, ou durante uma entrevista em um momento específico acordado com o paciente, neste caso o relacionamento será chamado formal (Rogers, 1996).

Durante estas entrevistas, a relação de ajuda implica diferentes atitudes por parte do cuidador, para que seja de boa qualidade, neste quadro:

- Requer escuta activa por parte do cuidador, requer concentração na fala para absorver o que é ouvido, para estabelecer ligações com a patologia do paciente, para analisar a mensagem que o paciente quer transmitir para obter informação útil. Não basta, portanto, ouvir as palavras, mas saber o que o paciente queria dizer;

- Requer empatia, o que significa a capacidade intuitiva de se colocar no lugar do outro e de perceber o que ele está sentindo. Significa entrar no mundo pessoal e interior do outro *(campo fenomenal),* vivendo temporariamente a vida do outro (Watson, 1988, 1997);

- Demonstrando congruência ou autenticidade: etimologicamente, a palavra congruência vem do adjetivo congruente, que por sua vez vem do latim congrus que significa "conformar, adequado, justo, correto". Em abstrato, congruência significa "concordar, concordar". Mais concretamente, refere-se à concordância entre as mensagens transmitidas e a forma como são transmitidas, reforçando assim a confiança entre os dois interlocutores. O cuidador deve ser ele mesmo, deixando de lado a sua imagem profissional; isto é mais comportamental do que verbal. Este é um atributo importante na relação de ajuda, mas difícil de alcançar, pois deixar a sinceridade das emoções de uma pessoa ser vista em plenitude já não é fácil na relação com a outra em geral (Drevet et al, 1998, 2002);

- Acessibilidade e disponibilidade: a enfermeira deve estar pronta para comunicar suas idéias quando o paciente lhe pedir. A partilha de opiniões reforça a confiança que tanto se procura no relacionamento e especialmente no paciente colostomizado.

A relação de ajuda terapêutica é um ato de cuidado que se enquadra no próprio papel da enfermeira (Peplau, 1952, 1988). É de facto a articulação de todas as componentes da relação de ajuda anteriormente vista e faz parte de um projecto terapêutico estabelecido em equipa com o objectivo de levar o paciente a perceber procedimentos eficazes para lidar com um problema e de o levar a experimentar novos comportamentos que, no contexto deste trabalho, podem ser resumidos como autocuidados.

Nesta perspectiva, o OIIQ (1996) sublinha que "cada cliente é responsável pela sua própria saúde". Quando ele expressa uma necessidade ou uma expectativa, o enfermeiro convida-o, tendo em conta as suas capacidades, a mobilizar os seus recursos pessoais e os do seu ambiente. A aliança enfermeira/cliente é estabelecida numa relação de respeito mútuo e na partilha de um objectivo comum" (p. 13).

O OIIQ (1996) anuncia que as intervenções da enfermeira com o paciente de ostomia são baseadas em quatro afirmações descritivas da profissão que são

- O estabelecimento de uma parceria com o paciente e sua família, que prescreve ao enfermeiro que convide o paciente a mobilizar seus recursos pessoais e os do seu ambiente, levando em conta suas capacidades. Esta parceria é estabelecida numa relação de respeito mútuo através da partilha de um objectivo comum;

- A segunda declaração descritiva está relacionada com o processo terapêutico. Implica que o paciente que toma conhecimento do seu diagnóstico necessita, entre outras coisas, de ser informado, tranquilizado e confortado. A enfermeira convida o paciente a participar nos cuidados planejados e, dependendo de suas reações, o paciente recebe a ajuda de que necessita;

- A terceira afirmação refere-se à reabilitação funcional, pela qual qualquer paciente que enfrente certas limitações como resultado de uma doença pode aumentar o seu repertório pessoal de autocutido e melhorar o seu bem-estar de acordo com as suas capacidades. A enfermeira acompanha o paciente para o ajudar a recuperar um novo equilíbrio e a adaptar-se ao seu ambiente;

- A declaração aplica-se à qualidade de vida. Baseia-se no princípio de que cada paciente visa uma qualidade de vida ótima e tem o direito de ter seus valores respeitados. A enfermeira utiliza os recursos pessoais do paciente e do meio ambiente para melhorar essa qualidade de vida e leva o paciente a expressar suas necessidades nesse sentido e a dar sentido à sua situação de saúde.

No mesmo sentido, Serre e Vallière (1984) afirmam que para tornar eficaz a sua informação e o seu ensino, a enfermeira é chamada a conhecer os conhecimentos que o paciente já possui e a sua capacidade de aprender.

Uma vez identificadas as preocupações, medos e necessidades do paciente, a enfermeira pode, tendo em conta estas declarações descritivas gerais, adaptar o seu ensino às necessidades do paciente. Em resumo, é claro que é necessária uma abordagem holística para apoiar a pessoa colostomizada a tomar posse e autogestão da sua saúde. O primeiro passo é determinar as suas necessidades em todas as dimensões fisiológicas, psicológicas e sociais. Tal estratégia de cuidado deve estar correlacionada entre um cuidado puramente técnico e um cuidado relacional onde a enfermeira atua sobre os fatores pessoais e contextuais que podem resultar do novo estado de saúde do paciente através de um cuidado humano compartilhado. Isto resultará em última análise numa adaptação da pessoa em quatro modos (a) modo fisiológico, (b) autoconceito, (c) interdependência e (d) função de papel (Roy, 1997).

Estes resultados serão o resultado de um processo educativo, que se centrará no conhecimento cognitivo, gestual e emocional do paciente. Finalmente, através deste processo de cuidados, o paciente recuperará sua independência e capacidade de autogestão e autocuidado.

I. <u>Termos de referência do estudo</u>

À luz da revisão desta literatura e na ausência de um quadro teórico que possa servir como quadro de referência para o desenvolvimento do autocuidado na pessoa colostomizada, a literatura sobre os conceitos de autocuidado, coping, e human *care* orienta este estudo. Assim, o quadro de referência adoptado é um quadro conceptual que se baseia (a) no modelo de autocuidado de Orem (1987) para definir o conceito de autocuidado e as atitudes de enfermagem necessárias para promover a autonomia das pessoas com um défice de autocuidado, (b) modelo de adaptação de Roy (1991) para descrever o papel da enfermagem no desenvolvimento da adaptação de uma pessoa que está passando por uma experiência de saúde e (c) teoria de Watson (2000) do "*cuidado* humano" para identificar os valores humanos e científicos envolvidos nos enfermeiros que acompanham a pessoa colostomizada.

O quadro de referência abaixo delineia os elementos essenciais que orientam a função de enfermagem no acompanhamento de um paciente colostomizado. De acordo com seu conteúdo, a enfermeira é chamada a agir sobre os fatores negativos, positivos, pessoais e ambientais da pessoa, através de cuidados relacionais e técnicos impregnados de humanismo, a fim de finalmente adaptar o paciente à sua nova situação de vida. O objectivo é alcançar a independência através do autocuidado.

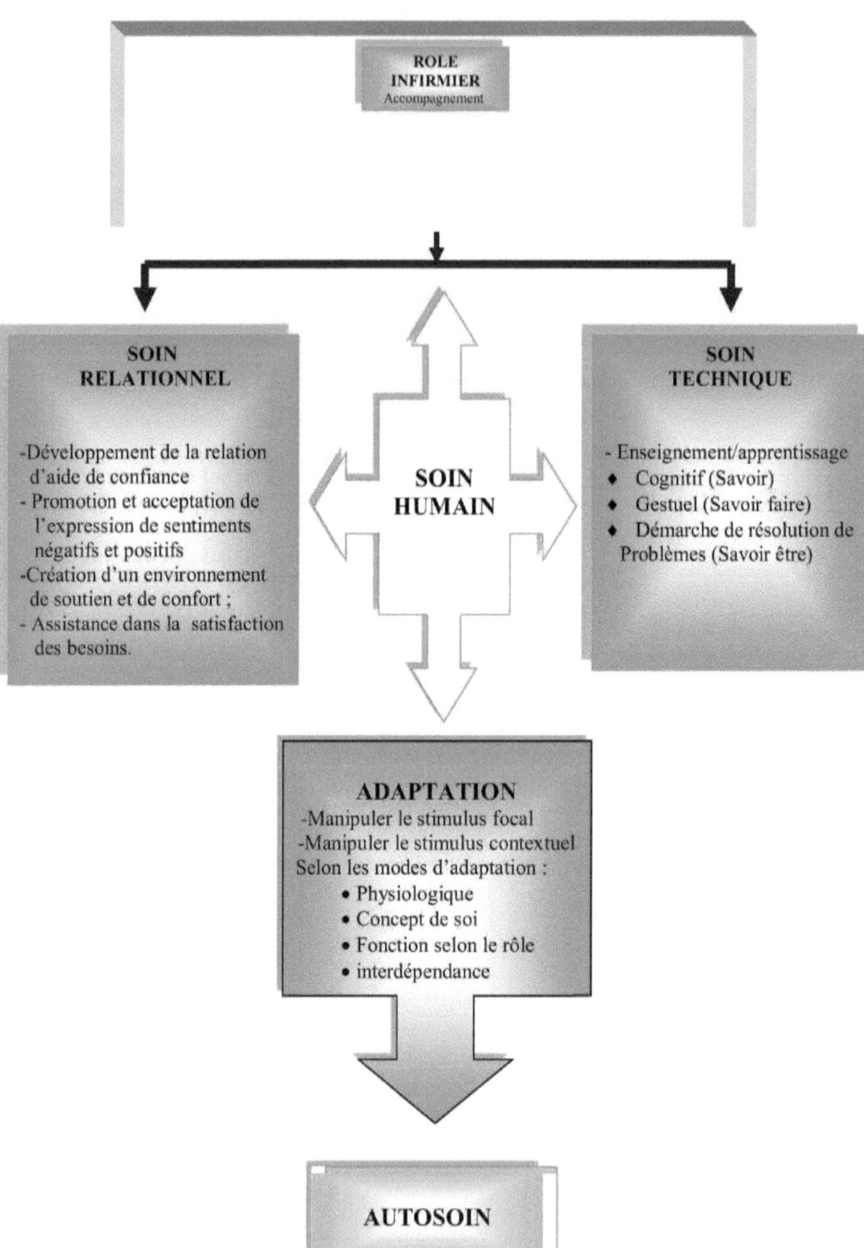

Figura 2: Quadro conceptual do estudo com base na teoria de Orem (1997), Roy (1987) e Watson (2000)

<u>II. Definição dos conceitos em consideração</u>

      <u>1-Papel de amaldiçoamento</u>. Segundo Orem (1991, 1995), o papel da enfermeira é levar o cliente a adotar uma atitude responsável em relação ao autocuidado em cinco modos de assistência: agir, orientar, apoiar, criar um ambiente favorável ao desenvolvimento da pessoa e ao ensino. Para isso, a enfermeira escolhe um sistema de intervenção que seja totalmente compensatório, parcialmente compensatório ou relacionado com apoio e educação. No caso deste estudo, a enfermeira deve ter habilidades no cuidado da colostomia, algum conhecimento de complicações, incidentes, a dieta a ser seguida e o comportamento humano diante deste tipo de sofrimento e ansiedade, a fim de dar um bom suporte à pessoa colostomizada.

      <u>2. Apoio.</u> Neste estudo, este termo refere-se ao conjunto de competências investidas pelos enfermeiros no cuidado da pessoa colostomizada, ou seja, atitudes que emanam da sua disciplina, uma concepção de cuidado baseada em valores humanistas, um projecto de cuidado realista em que a enfermeira e o paciente são considerados parceiros.

      <u>3. Cuidados relacionais</u>. Pode ser descrito como uma relação que os enfermeiros constroem com o paciente e a família, fazendo do seu estilo de comunicação, escuta activa, autenticidade e empatia uma plataforma para o sucesso desta relação.

      <u>4. Cuidados técnicos.</u> É o ensino/aprendizagem do autocuidado à pessoa colostomizada através de uma transferência de conhecimentos cognitivos e gestuais e também a abordagem da resolução de problemas relacionados com a colostomia, um ensino impregnado de humanismo e recorrendo a uma abordagem científica adaptada às necessidades e capacidades do paciente.

      <u>5. Adaptação.</u> A enfermeira visa promover a adaptação da pessoa colostomizada, ou seja, aumentar as respostas de adaptação positivas e diminuir as respostas de adaptação negativas (estímulos). O objectivo é promover a adaptação em quatro modos: fisiológico (incluindo actividade e repouso, nutrição, eliminação, oxigenação e protecção, etc.), auto-imagem (o eu físico e pessoal), função de papel (papéis primários, secundários e terciários desempenhados na sociedade) e interdependência (incluindo comportamentos caracterizados pela vontade de dar e receber amor e respeito).

      <u>6. Auto-cuidado.</u> Este conceito não aparece nos dicionários de francês consultados. No entanto, Orem (1991) definiu-o como uma acção baseada na decisão aprendida por uma pessoa, voluntariamente, deliberadamente, com o objectivo de manter a saúde e o bem-estar. Esta acção decorre de uma exigência sentida pelo cliente ou observada por um terceiro e requer o empenho deste último. Neste estudo, é a capacidade do paciente de auto-gerir a sua nova situação de vida.

Capítulo 3: Metodologia

I. Cotação de pesquisa

1. Tipo de pesquisa. Este é um estudo descritivo de nível I, utilizando um questionário e uma entrevista semi-estruturada. Seu objetivo é descrever o papel da enfermagem no desenvolvimento do autocuidado entre pessoas colostomizadas no Instituto Nacional de Oncologia (INO) sidi Mohamed Ben Abdelleh em Rabat.

2. Ambiente de estudo

2.1. Apresentação do local. Inaugurado em 1985 e fazendo parte integrante do Centro Hospitalar Ibn Sina (C.H.I.S), o Instituto Nacional de Oncologia é um centro de luta contra o câncer. A sua capacidade funcional é de 233 camas. Sua missão é atender às necessidades dos pacientes com câncer, graças a equipes multidisciplinares que incluem cirurgiões, radioterapeutas, oncologistas médicos, anestesistas e reanimadores, radiologistas, anatomopatologistas, psicólogos, otho-rhino-laryngologistas, biólogos e enfermeiros de diferentes perfis.

2.2. Razões para a escolha do ambiente de estudo. A escolha do INO como local para este estudo foi ditada (a) pela frequência dos casos de colostomia, que atinge aproximadamente 30 por ano (departamento de estatística do INO, 2008), (b) pela falta de evidências sobre a experiência destes pacientes, (c) pela acessibilidade física e financeira que minimiza o custo da pesquisa e (d) pelo profundo conhecimento do ambiente de estudo, o que garante uma melhor colaboração dos participantes

3. População estudada. A população alvo é constituída por enfermeiros envolvidos no cuidado de pessoas colostomizadas no contexto marroquino. A população acessível era composta por enfermeiros envolvidos no atendimento de pessoas colostomizadas praticantes no INO e, secundariamente, de pacientes colostomizados que haviam sido submetidos à cirurgia e que estavam presentes durante o estudo.

Critérios de exclusão: Estão excluídos: (a) enfermeiros generalistas que trabalham em enfermarias ou unidades onde não há pacientes com colostomia ou pacientes que vão fazer uma colostomia, (b) enfermeiros auxiliares (porque seu treinamento básico não lhes permite prestar este tipo de cuidado) e (c) técnicos de enfermagem não envolvidos no cuidado da pessoa colostomizada e que estão designados aos seguintes departamentos: laboratórios, imagiologia médica, radioterapia externa, anatomopatologia e braquiterapia.

Critérios de inclusão: A população do estudo incluiu todos os enfermeiros polivalentes (MSN) que trabalhavam nas enfermarias onde os pacientes com colostomia estavam alojados. Estas unidades são (a) as unidades de radioterapia-hospitalização (I, II, III), (b) as unidades cirúrgicas (I, II, III), (c) a unidade de terapia intensiva e (d) a unidade de oncologia médica.

Tabela 1 - Distribuição da população do estudo

UNIDADES DE CUIDADOS	TRABALHADORES POLIVALENTES
Radioterapia 1	5
Cirurgia 1	3
Cirurgia 2	2
Cirurgia 3	3
Ressuscitação e cuidados intensivos	3
Radioterapia 2	2
Radioterapia 3	3
Oncologia Médica	9
Total	30

Fonte: Departamento de Recursos Humanos da INO, 2008

4. Amostragem

4.1. Amostragem da população de enfermagem. O procedimento utilizado foi uma amostragem não probabilística baseada nas unidades de cuidados selecionadas para o estudo (onde os pacientes colostomizados permaneceram) e no perfil dos participantes, ou seja, as unidades de cuidados listadas na Tabela 1 e os enfermeiros polivalentes qualificados pelo Estado (NQMs) que trabalham nessas unidades, ou seja, uma amostra de n = 30 que corresponde a todo o perfil, uma vez que o tamanho dessa população é pequeno.

4.2. Amostragem da população de pacientes com colostomia. A amostragem acidental foi utilizada para incluir os participantes conforme se apresentavam ao hospital durante o período de estudo até a saturação (n=10).

5. Instrumentos de recolha de dados. Quanto aos instrumentos de coleta de dados, o questionário e a entrevista semi-estruturada parecem ser os mais adequados para responder à pergunta da pesquisa.

5.1. O questionário (ver Anexo 1). A escolha do questionário deve-se à sua natureza impessoal e à sua apresentação padronizada. Além disso, o anonimato garante maior conforto e permite que as percepções consideradas pessoais sejam expressas mais livremente. Finalmente, também permite uma análise quantitativa dos resultados. Este questionário consiste em fazer uma série de perguntas para responder à questão de pesquisa colocada por este estudo, com base no quadro de referência do estudo. Assim, as perguntas feitas fornecem informações sobre (a) a identificação dos participantes, (b) a concepção do papel e cuidados de enfermagem relacionados ao autocuidado, (c) a relação de ajuda com a pessoa colostomizada, (d) o ensino/aprendizagem do autocuidado, e (e) os problemas e sugestões. A elaboração do questionário é revista com pessoas capacitadas para discussão e reajustes necessários. O questionário é composto por 27 perguntas principais. Estas variam desde perguntas de filtro até perguntas de múltipla escolha.

5.2. A entrevista (ver Anexo 2). Foi concebido para realizar uma entrevista semi-estruturada com as pessoas colostomizadas presentes durante o estudo. As perguntas feitas fornecem informações sobre (a) as características do colostomado, (b) satisfação com a relação de ajuda oferecida pelos enfermeiros, (c) adaptação a esta nova situação de vida, (d) satisfação com o ensino/aprendizagem do autocuidado, (e) necessidades e expectativas dos enfermeiros e (f) sugestões.

6. Realização da recolha de dados. Pede-se autorização aos funcionários do INO, através da gestão do IFCS em Rabat, para iniciar a recolha de dados sobre o tema da investigação.

6.1. O questionário. Antes da administração final do questionário, foi realizado um pré-teste com dois enfermeiros polivalentes para um possível reajuste ou reformulação. Estes dois enfermeiros são excluídos do estudo para que não constituam um viés para o estudo. De facto, este pré-teste tornou possível fazer algumas alterações à terminologia que não era suficientemente clara para os inquiridos. Os questionários foram distribuídos directamente aos enfermeiros que trabalham de manhã, aos que trabalham à tarde, e depois aos turnos nocturnos e de fim-de-semana. Os questionários foram recolhidos após uma média de 72 horas e a taxa de recuperação foi de 100%.

6.2. As entrevistas. O segundo método utilizado foi a entrevista semi-estruturada, cujas regras foram respeitadas: (a) as entrevistas foram realizadas com base em perguntas pré-estabelecidas (ver Anexo 2: o guia da entrevista), (b) as entrevistas, após a obtenção do consentimento, foram realizadas quando os sujeitos estavam disponíveis. Começaram com uma explicação de como as entrevistas seriam realizadas e uma apresentação do tema e propósito da pesquisa, (c) as entrevistas foram realizadas nas salas dos sujeitos e duraram em média 45 minutos, e (d) nenhuma entrevista foi gravada; a transcrição manual foi escolhida porque os pacientes estavam mais confiantes neste método.

7. Descrição do plano de análise. Os 28 questionários preenchidos foram codificados e inseridos em um arquivo Excel conforme foram recebidos. Os dados são apresentados sob a forma de tabelas e gráficos, seguidos de comentários e discussão. Os resultados das entrevistas são também analisados e apresentados de acordo com o seu conteúdo por categoria temática. As respostas são assim agrupadas em famílias de itens, dos quais existem quatro, nomeadamente (a) a relação de ajuda, (b) a educação terapêutica, (c) a adaptação e (d) as necessidades e expectativas dos pacientes. As

transcrições de cada entrevista foram lidas para identificar as principais declarações feitas pelos entrevistados e, para garantir o máximo rigor, as palavras e expressões utilizadas pelos participantes em dialeto arábico são compiladas no Apêndice 3. No final, uma síntese geral dos resultados destas duas ferramentas permitiu elaborar recomendações para o apoio às pessoas colostomizadas com vista a desenvolver o autocuidado e promover a sua adaptação.

    <u>8.</u> <u>Aspectos éticos.</u> A fim de respeitar a ética desta pesquisa, foram respeitados os seguintes princípios em relação à administração da INO e dos participantes do questionário e da entrevista: (a) a autorização da gestão da INO em Rabat, (b) o consentimento voluntário do pessoal de enfermagem para responder ao questionário, (c) o consentimento livre e esclarecido dos pacientes com colostomia para participar do estudo e (d) um parágrafo introdutório no início do questionário e guia de entrevista especificando o objetivo do estudo e respeitando os princípios de confidencialidade e anonimato.

Capítulo 4: Apresentação dos resultados

I. Resultados do questionário

1. Identificação dos participantes

1.1. Distribuição dos participantes por sexo

Gráfico 1: Distribuição dos participantes por género

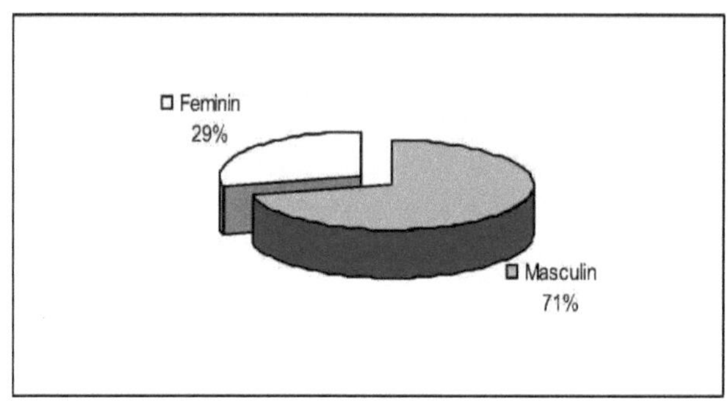

Fonte: dados deste estudo

A amostra de enfermeiros polivalentes interrogados é composta por 28 pessoas. 20 deles (71%) eram do sexo masculino.

1.2. Distribuição etária dos participantes

Figura 2: Distribuição etária dos participantes

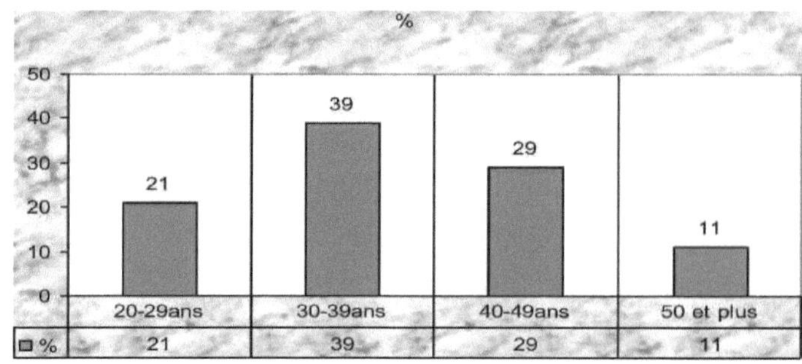

Fonte: dados deste estudo

A distribuição dos entrevistados por faixa etária reflete uma predominância dos grupos etários de 30-39 (39%) e 40-49 (29%).

1.3. Distribuição dos participantes do estudo por unidade de atendimento

Gráfico 3: Distribuição dos participantes por unidade de atendimento

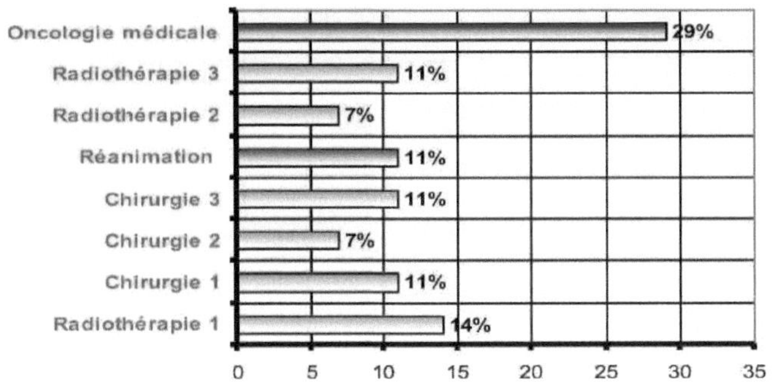

Fonte: dados deste estudo

29% dos enfermeiros pesquisados trabalham nos departamentos cirúrgicos onde os pacientes recebem as primeiras sessões de autocuidado.

1.4. Distribuição dos participantes por tempo de serviço na profissão

Figura 4: Distribuição dos participantes de acordo com a sua antiguidade na profissão

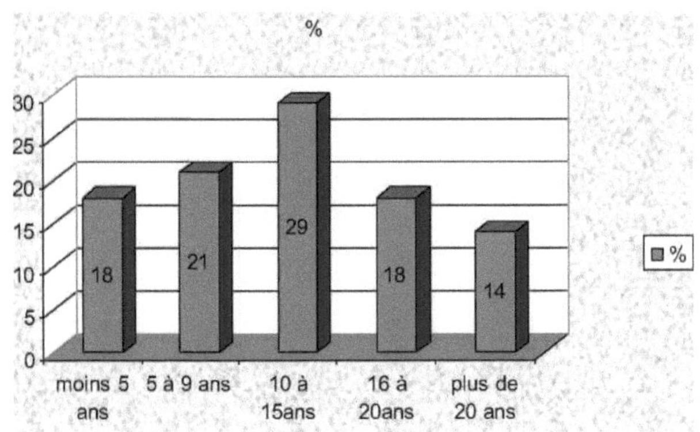

Fonte: dados deste estudo

61% dos participantes do estudo estão na profissão de enfermagem há mais de 10 anos.

1.5. Tabela 2: Distribuição dos participantes de acordo com o tempo de serviço no serviço atual

Anos de serviço	Mão-de-obra	%
menos 5 anos	10	36
5 a 9 anos	8	29
10 a 15 anos	5	18
16 a 20 anos	2	7

| mais de 20 anos | 3 | 10 |
| TOTAL | 28 | 100 |

A tabela mostra que a maioria dos participantes trabalha na sua unidade actual há menos de cinco anos, ou seja, 36%, enquanto 17% dos participantes já lá trabalham há mais de 15 anos.

2. <u>Treinamento de participantes do estudo no cuidado de pacientes colostomizados</u>

2.1. <u>Distribuição dos participantes de acordo com o treinamento no atendimento de pacientes colostomizados.</u>

Tabela 3: Distribuição dos participantes de acordo com o treinamento em colostomia

Resposta	Mão-de-	Porcentagem
Sim	11	39
Não	17	61
TOTAL	28	100

As respostas a esta pergunta mostram que 61% dos enfermeiros afirmaram não ter recebido treinamento no cuidado de pacientes colostomizados, seja durante o treinamento básico ou durante sua prática no INO como parte de sua educação continuada.

2.2. <u>Distribuição dos participantes de acordo com o tipo de formação nos cuidados de colostomia que receberam.</u>

Figura 5: Distribuição dos participantes por tipo de formação em cuidados de colostomia

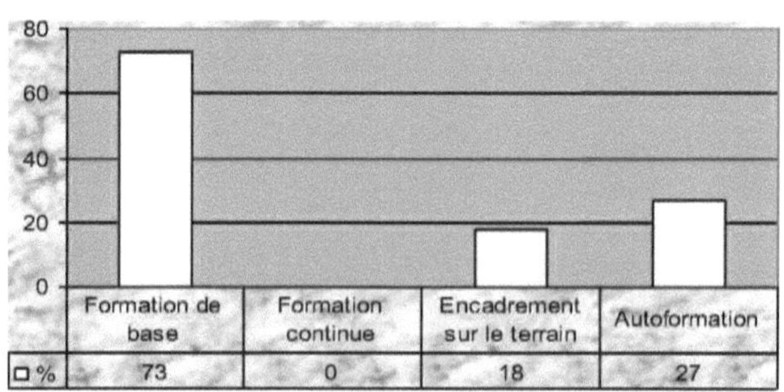

Dos participantes (39%) que responderam que tinham recebido treinamento em colostomia, 73% o receberam durante o treinamento básico e 27% durante o auto-estudo (pesquisa de literatura), enquanto 18% disseram que o treinamento de campo por outros enfermeiros da unidade

foi a base para a aquisição de habilidades nesta área. Contudo, nenhum destes participantes mencionou a educação contínua como um meio de desenvolver estas competências.

2.3. Avaliação da formação por parte dos inquiridos

Tabela 4: Distribuição dos participantes de acordo com sua apreciação do treinamento no atendimento de pacientes colostomizados

Formação suficiente	Frequência	Porcentagem
Sim	3	27
Não	8	73
TOTAL	11	100

Fonte: dados deste estudo

A maioria destes inquiridos, 8 em cada 11 enfermeiros, afirmou que a formação não é suficiente para prestar cuidados aos doentes colostomizados.

3. Desenho de cuidados de enfermagem.

3.1. Utilização de um modelo conceptual.

Figura 6: Distribuição dos participantes de acordo com o uso de um modelo conceitual

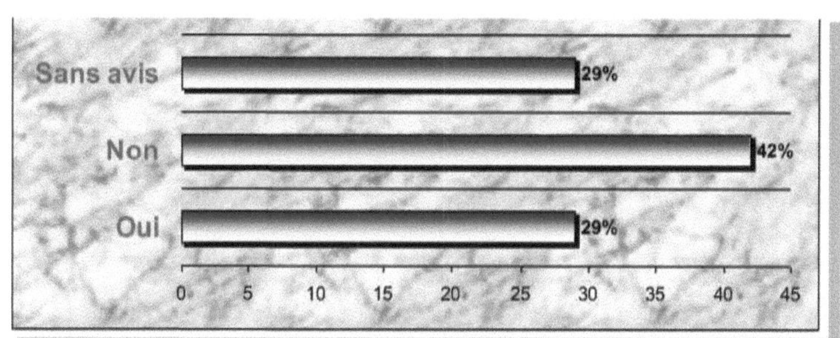

Fonte: dados deste estudo

Referindo-se ao gráfico acima, podemos deduzir que apenas 29% dos enfermeiros utilizam um modelo conceitual de atendimento e que o único modelo utilizado é o de Virginia Henderson. Para os restantes 71% dos participantes, eles indicaram que não receberam um curso nesta área durante a sua formação básica.

3.2. Atividades de planejamento de cuidados para a pessoa colostomizada

Tabela 5: Distribuição das respostas por atividades de planejamento dos cuidados com colostomia

Respostas	Frequência	Porcentagem
Avaliação da situação do paciente através da identificação das suas necessidades de cuidados	10	36

	3	10
Análise e interpretação dos dados	3	10
Elaboração de um plano de cuidados	5	17
Verificação da eficácia do plano de cuidados	5	17

Fonte: dados deste estudo

Para prestar cuidados aos pacientes colostomizados, apenas 36% dos enfermeiros avaliam a situação do paciente através da identificação das suas necessidades de cuidados, 17% implementam um plano de cuidados e 17% avaliam a sua eficácia.

4. Cuidados relacionais

4.1 Em relação à adaptação do paciente colostomizado

Tabela 6: A distribuição dos participantes de acordo com os elementos de preparação do paciente para um procedimento de colostomia

Respostas	Frequência	
	Sim	Não
Informar a pessoa sobre as consequências da operação	2	26
Oferecer ajuda e explicações	18	10
Mobilizar a capacidade do paciente para superar as dificuldades	19	9
Alívio do choque e dos sentimentos negativos através do apoio psicológico	5	23
Encorajar o paciente a expressar medos e preocupações	20	8
Sensibilização para o papel de apoio da família	25	3

Fonte: dados deste estudo

Os enfermeiros entrevistados responderam que antes da cirurgia eles (a) oferecem ajuda e explicações (64%), (b) mobilizam as habilidades do paciente para superar dificuldades (67%), (c) encorajam o paciente a expressar medos e preocupações (71%) e (d) conscientizam a família do seu papel de apoio (89%).

No entanto, 92% dos participantes do estudo não informam a pessoa sobre as consequências da operação quando se preparam para o procedimento. 82% dos entrevistados não oferecem apoio psicológico aos pacientes com sentimentos negativos. Segundo estas enfermeiras, as razões para este comportamento são, por um lado, a falta de conhecimento psicológico e, por outro, consideram que informar o paciente sobre as consequências da operação é tarefa do médico.

<u>Tabela 7: Distribuição dos participantes de acordo com a forma de apoiar a adaptação da pessoa colostomizada no período pós-operatório</u>

Respostas	Frequência	
	Sim	Não
Concentre-se nos seus projectos de vida	0	28
Ajudar o paciente a aceitar a sua nova imagem corporal	11	17
Assegurar a higiene pessoal para que eles se sintam seguros	24	04
Mostrando interesse em ajudar	20	08
Conseguir que o paciente expresse suas necessidades	10	18
Organizar uma reunião com outra pessoa que tenha tido uma colostomia	6	22
Envolvendo a família	24	04
Entregar mensagens da própria cultura e religião	25	03

Fonte: dados deste estudo

A maioria dos enfermeiros entrevistados respondeu que para ajudar o paciente a se adaptar durante os primeiros dias após a cirurgia, eles (a) fornecem higiene pessoal para fazer o paciente se sentir seguro (85%), (b) mostram interesse em ajudar o paciente (71%), (c) envolvem a família (85%) e (d) fornecem mensagens de sua cultura e religião (89%).

Quanto às outras actividades destinadas a adaptar o paciente à sua nova situação, tais como focalizar os projectos de vida do paciente, ajudá-lo a aceitar a sua nova imagem corporal, levá-lo a expressar as suas necessidades e organizar um encontro entre o paciente e outro *"modelo"* que tenha sofrido uma colostomia, estas actividades não são realizadas, de acordo com todas as respostas para estes itens.

<u>Tabela 8: Distribuição dos participantes de acordo com a forma como a adaptação da pessoa colostomizada é avaliada após as acções empreendidas</u>

Respostas	Mão-de-obra	
	Sim	Não
Pelo grau de satisfação das necessidades fisiológicas	18	10
Pela imagem que o paciente tem da sua saúde	08	20
Pela qualidade das suas relações sociais e familiares	24	04

Fonte: dados deste estudo

Para responder a esta pergunta, os participantes têm a escolha de várias respostas de acordo com as opções que foram especificadas no questionário.

Os entrevistados concordaram que ao avaliar a adaptação da pessoa colostomizada, eles levam particularmente em conta a qualidade das relações sociais e familiares que o paciente desenvolve com seu ambiente (85% dos participantes) e o grau de satisfação de suas necessidades fisiológicas (64%). No entanto, apenas 28% dos participantes levam em consideração a imagem do paciente em relação à sua saúde nesta avaliação.

4.2. O relacionamento de ajuda e apoio de enfermagem para a pessoa colostomizada

Figura 7: Distribuição dos participantes de acordo com o significado que eles dão ao apoio de enfermagem da pessoa colostomizada

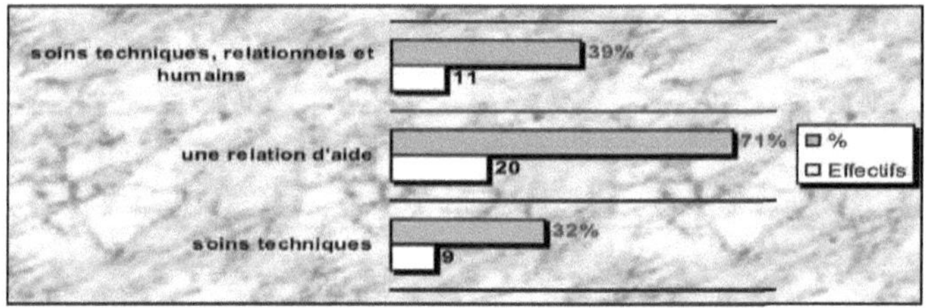

Fonte: dados deste estudo

As escolhas mostradas no gráfico acima foram propostas no questionário. As respostas dadas pelos inquiridos abrangeram várias opções. Como resultado, as opiniões dos enfermeiros inquiridos sobre a sua concepção do acompanhamento da pessoa colostomizada distribuem-se da seguinte forma: (a) 9 enfermeiros (32%) concebem-no como o conjunto dos cuidados técnicos, (b) a maioria dos inquiridos concebem o acompanhamento como uma relação de ajuda (71%) e (c) apenas 11 enfermeiros (39%) o concebem como um cuidado holístico.

Figura 8: Habilidades de ajuda de pacientes colostomizados

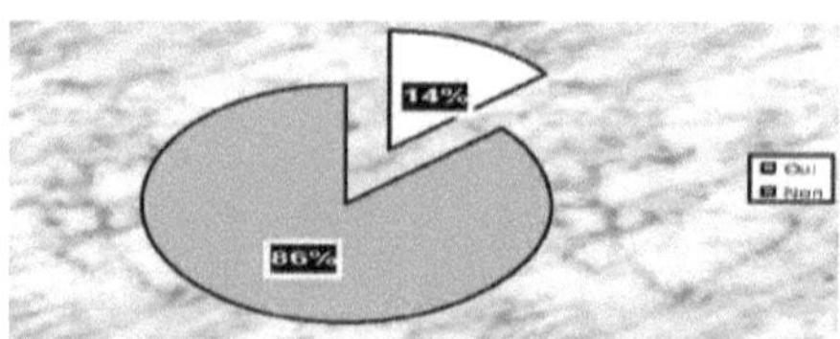

Fonte: dados deste estudo

Apenas 14% dos enfermeiros da INO que participam desta pesquisa têm conhecimentos de apoio psicológico e ajuda a pessoas com colostomia, enquanto 86% afirmaram o contrário e têm um forte desejo de desenvolver a sua competência nesta área.

Figura 9: Distribuição dos participantes de acordo com a frequência com que o paciente de colostomia é solicitado

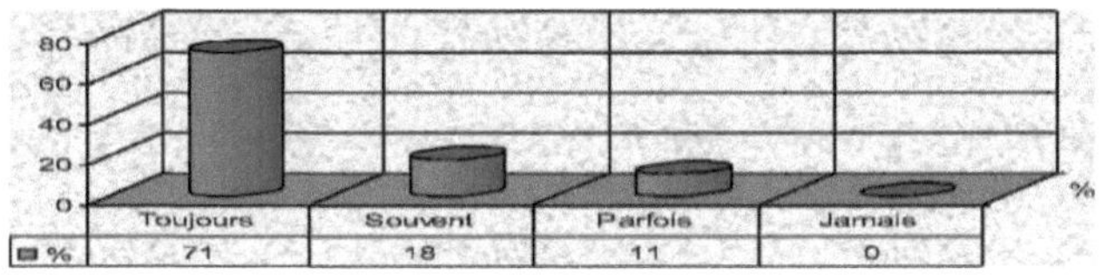

Fonte: dados deste estudo

O ponto principal que pode ser extraído deste gráfico é que a maioria dos enfermeiros são sempre ou frequentemente chamados (89%) por pessoas colostomizadas durante sua permanência nas unidades incluídas neste estudo, especialmente durante os primeiros dias após a operação.

Gráfico 10: Distribuição dos participantes de acordo com sua disponibilidade para manter uma relação de ajuda com a pessoa colostomizada

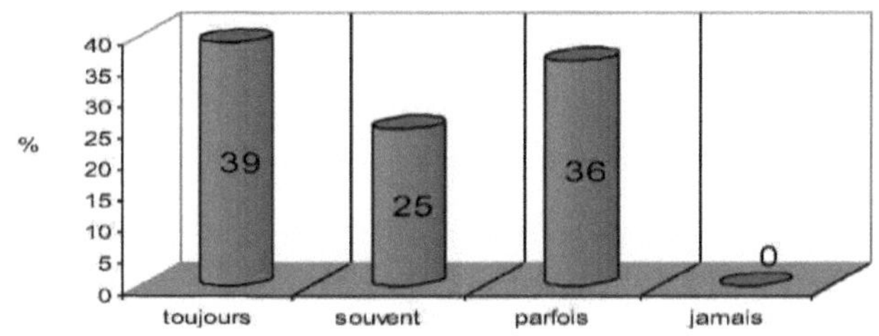

Fonte: dados deste estudo

Os resultados deste gráfico mostram que 39% dos enfermeiros estão sempre disponíveis para ajudar o paciente e 25% estão frequentemente disponíveis para o fazer. No entanto, uma grande proporção destes funcionários (36%) diz que só por vezes estão disponíveis.

5. Cuidados técnicos (autocuidado de ensino/aprendizagem)

5.1. Tem um protocolo para o cuidado da pessoa colostomizada na sua ala?

Gráfico 11: Distribuição dos participantes de acordo com a disponibilidade de um protocolo de atendimento para a pessoa colostomizada na sua unidade de atendimento

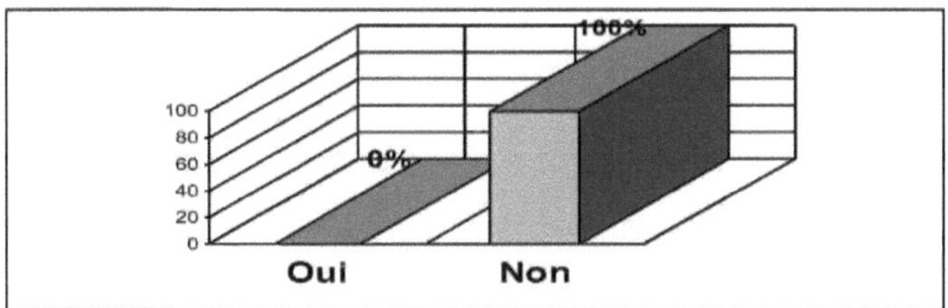

Parece que todos os enfermeiros polivalentes pesquisados concordaram que não havia nenhum protocolo para o atendimento de pacientes colostomizados em sua unidade.

5.2. Você ensina/aprende autocuidado a pessoas colostomizadas?

Figura 12: Ensinar/aprender autocuidado a pessoas colostomizadas

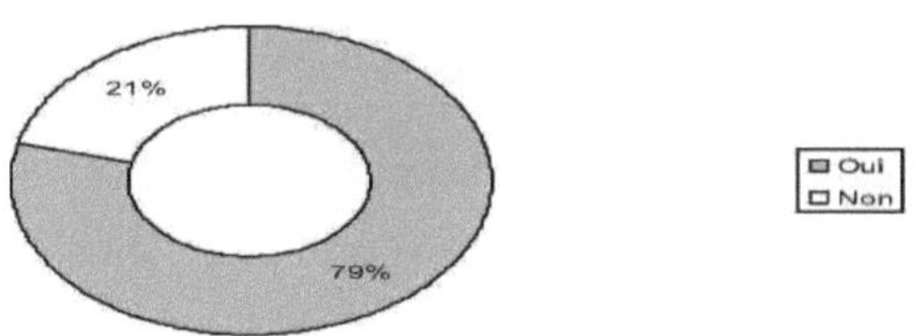

21% do pessoal inquirido afirmou que não ensina/aprende autocuidado a pessoas colostomizadas. Os 79% dos inquiridos que responderam positivamente a esta pergunta não utilizam ferramentas didácticas durante as sessões de aprendizagem por falta delas.

5.3. Em que dia você começa a ensinar/aprender autocuidado?

Figura 13: Distribuição dos participantes de acordo com o tempo de ensino/aprendizagem do autocuidado.

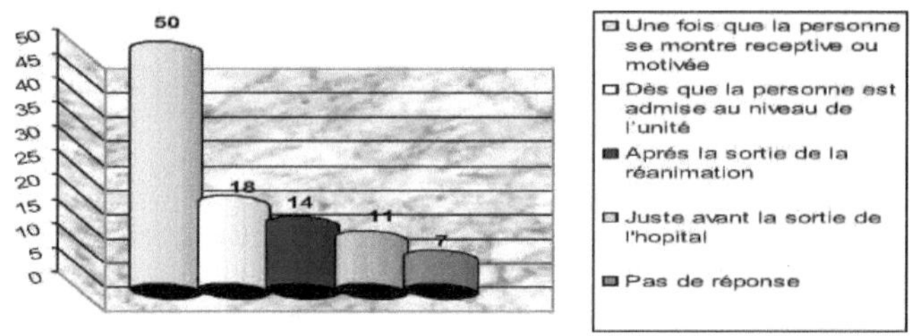

As respostas dos participantes que ensinam/aprendizagem mostram que metade deles só começam a ensinar/aprender autocuidado quando a pessoa está receptiva ou motivada, 18% assim que a pessoa é admitida na unidade onde está internada, 14% só ensinam autocuidado pouco antes da alta do hospital, enquanto 7% não dão nenhuma resposta.

5.4. Ao ensinar/aprender autocuidado, o que você enfatiza?

Tabela 9: Temas no ensino/aprendizagem do autocuidado para a pessoa colostomizada

Respostas	Frequência	
	Sim	Não
A técnica (cuidados com o cólon e irrigação)	18	10
conhecimento sobre a doença	00	00

Conselhos dietéticos	03	25
Complicações e incidentes de colostomia	02	26
Manuseamento do aparelho de colostomia	12	16

Fonte: dados deste estudo

As escolhas mostradas na tabela acima foram propostas no questionário. No ensino do autocuidado ao colostomado, os principais tópicos discutidos pelos enfermeiros entrevistados foram principalmente (a) técnica (cuidado do cólon e irrigação), 64% e (b) manuseio do aparelho de colostomia, 43%.

Os aspectos cognitivos e educacionais relacionados com o conhecimento da doença, conselhos dietéticos (a dieta a seguir) não estão incluídos neste ensino/aprendizagem por quase todos os inquiridos.

5.5. Como você avalia a aprendizagem do autocuidado na pessoa colostomizada?

Figura 14: Distribuição dos respondentes de acordo com a avaliação ou não da aprendizagem do autocuidado pela pessoa colostomizada.

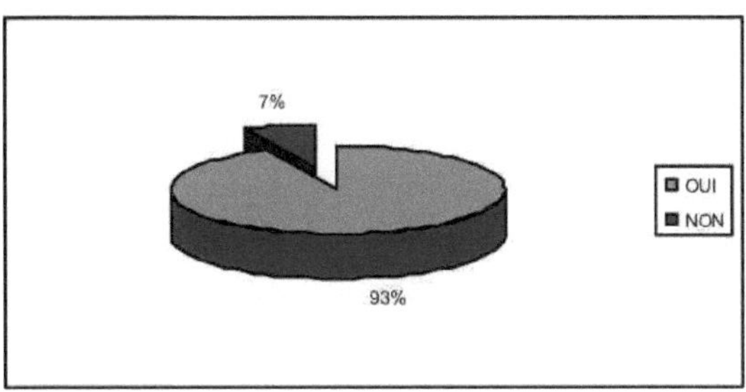

Fonte: dados deste estudo

Figura 15: Distribuição dos participantes de acordo com o indicador utilizado para avaliar o ensino/aprendizagem do autocuidado

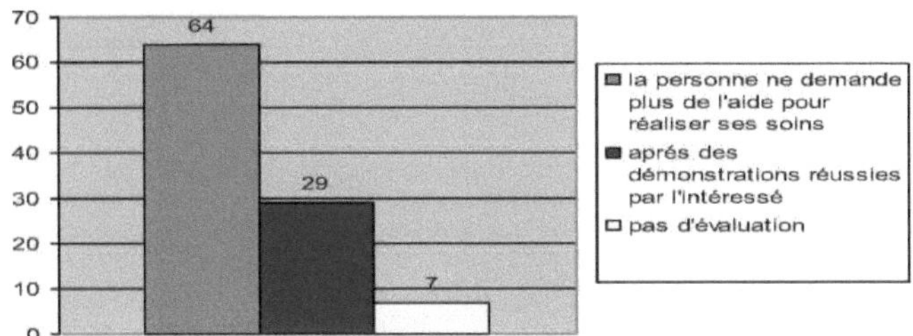

Fonte: dados deste estudo

A interpretação destes dois gráficos indica que dos 93% dos enfermeiros que avaliam o

37

ensino/aprendizagem do autocuidado, 64% baseiam sua avaliação na observação de que a pessoa que está sendo ensinada não pede mais ajuda para realizar seus cuidados, 29% baseiam sua avaliação nos resultados de uma demonstração bem sucedida do paciente, enquanto 7% destes participantes afirmam que não realizam esta avaliação.

> 5.6. Ao ensinar/aprender autocuidado, você leva em consideração o nível socioeconômico da pessoa colostomizada?

Figura 16: Consideração do nível socioeconômico do colostomado no ensino/aprendizagem do autocuidado

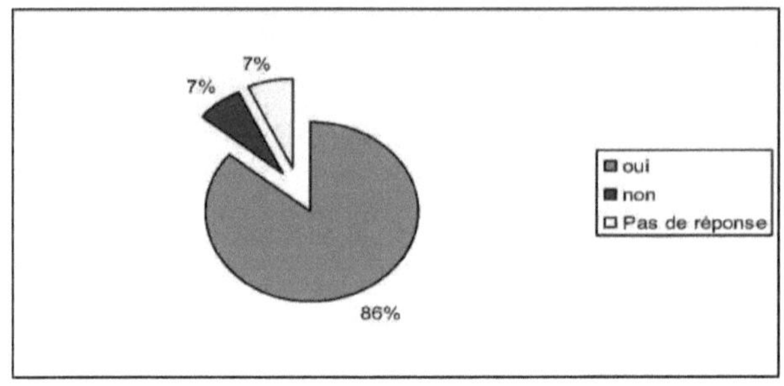

Fonte: dados deste estudo

As respostas indicam que :

► 86% dos participantes do estudo afirmaram que levam em conta o nível socioeconômico dos pacientes ao ensinar o autocuidado, encaminhando-os para a assistência social INO ou para a Associação de Amigos INO. Alguns participantes disseram que, em alguns casos, mostram-lhes o uso de alguns meios improvisados;

► Por outro lado, 7% dos entrevistados admitiram que não levaram em consideração o nível socioeconômico ao ensinar/aprender autocuidado aos pacientes.

> 5.7. Se o colostômato não pode aprender a cuidar de si mesmo, você envolve alguém da família?

Figura 17: Envolvimento da família no autocuidado do paciente

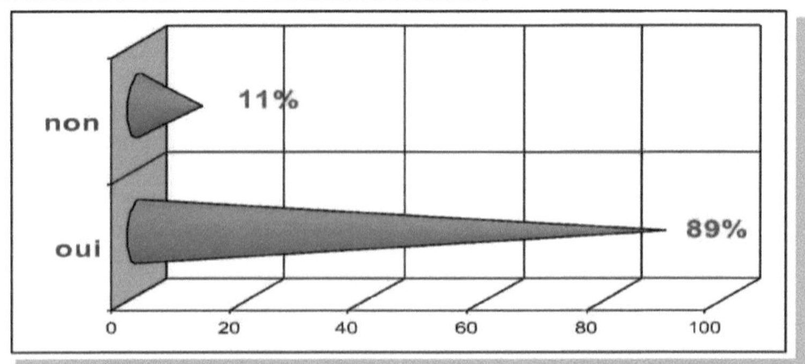

Os resultados acima mostram que 11% dos participantes responderam negativamente a esta pergunta, enquanto 89% envolveram a família no autocuidado da pessoa colostomizada caso esta não pudesse ou se recusasse a se autocuidar.

6. Problemas e sugestões

Tabela 10: Problemas que dificultam o apoio ao paciente

RESPOSTAS	Frequência	%
Falta de recursos materiais	18	64
Falta de pessoal	15	54
Falta de treinamento	17	60
Problema das instalações	1	4
Falta de organização	0	0
Falta de planejamento de cuidados	6	21
Estadia curta	3	11
Carga de trabalho	15	54
□ Nível sócio-económico da pessoa colostomizada	12	43
□ Nível educacional e capacidade de aprendizagem da pessoa	11	39
□ Falta de colaboração familiar	7	25

Observamos que as respostas dos participantes focalizam a insuficiência de recursos materiais e humanos (64%) e a falta de formação contínua neste tipo de cuidados (60%). Também foram mencionados problemas relacionados com o paciente e sua família, neste caso o nível de educação e capacidade de aprendizagem da pessoa (39%), bem como a falta de colaboração da família (25%).

Sugestões dos enfermeiros	Frequência
- Pessoal da INO com enfermeiros suficientes e qualificados	8
- Disponibilidade de recursos materiais, incluindo materiais didácticos	7

As sugestões que foram levantadas pelos participantes são apresentadas na tabela seguinte:

Tabela 11: Sugestões dos enfermeiros entrevistados para melhorar o apoio da pessoa colostomizada

- Organização de sessões educativas para benefício dos doentes durante a sua estadia no INO	7
- Educação/gerenciamento contínuo do pessoal de enfermagem	5
- Boa organização do trabalho	3
- Envolvimento do psicólogo e do nutricionista no apoio a estes pacientes	3
- Sensibilizar e incentivar os pacientes e suas famílias a colaborar com o pessoal de saúde (parceria de cuidados)	3
- Promoção da pesquisa em enfermagem em oncologia	2

Fonte: dados deste estudo

II. Resultados de entrevistas semi-estruturadas com pacientes com colostomia

1- Dados sócio-demográficos

A amostra de pacientes com colostomia entrevistados neste estudo é n=10. Os pacientes são recrutados por amostragem acidental até que a redundância de informação seja alcançada.

Tabela 12: Características pessoais da amostra em estudo

	Frequência	%
Idade do participante		
20 a 35 anos	02	20
36 a 50 anos	03	30
Aos 50 anos de idade	05	50
Género dos participantes		
Homem	08	80
Feminino	02	20
Estado civil		
Individual	01	10
Casado	09	90
Divorciado	-	-
Nível de educação		
Nenhum	06	60
Primário	02	20
Secundário	02	20
Superior	-	-

<u>*Ocupação p profissional*</u>

Sem profissão	06	60
Funcionário público	02	20
Diário	02	20

<u>*Cobertura médica*</u>

Com	02	20
Sem	08	80

Fonte: dados deste estudo

Os dados recolhidos mostram que :

▶ A distribuição dos inquiridos por faixa etária reflecte uma predominância de pessoas com 50 ou mais anos (50%) e 36-50 (30%). Os restantes (20%) têm entre 20 e 35 anos de idade;

▶ A maioria dos entrevistados é do sexo masculino (80%);

▶ 90% dos participantes são casados;

▶ A maioria dos pacientes (60%) são analfabetos

▶ 40% já foram à escola, dos quais metade tem educação primária;

▶ 40% estão activos;

▶ Apenas 20% dos entrevistados têm cobertura médica.

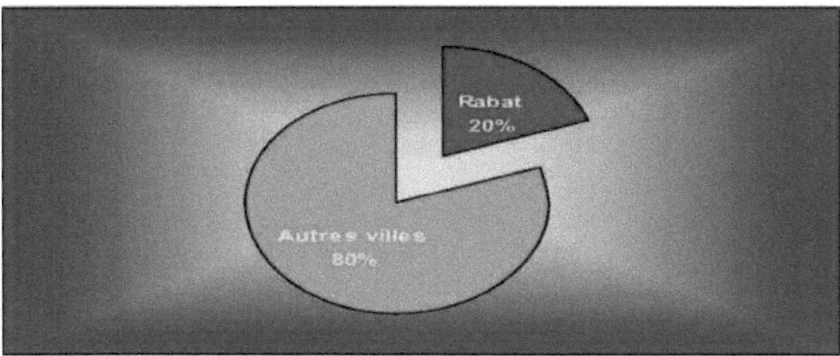

Fonte: dados deste estudo

Este gráfico mostra que apenas 20% dos pacientes do estudo vivem em Rabat, enquanto 80% deles vivem fora de Rabat (mais de 200 km para 5 em cada 10 pacientes).

Tabela 13: Distribuição dos entrevistados por unidade hospitalar

UNIDADE	WORKFORCE
Cirurgia	06
Radioterapia	03

Ressuscitação	00
Quimioterapia	01

Fonte: dados deste estudo

A maioria dos participantes entrevistados são internados em unidades cirúrgicas (6 em cada 10 pacientes), para os demais, recebem outras terapias (pós-cirurgia) sob a forma de radioterapia e quimioterapia, após um período de convalescença em casa.

2- Tema 1: Adaptação

2.1. A informação recebida antes do procedimento é suficiente para a sua preparação para o procedimento?

Gráfico 19: Distribuição dos pacientes de acordo com sua apreciação das informações recebidas

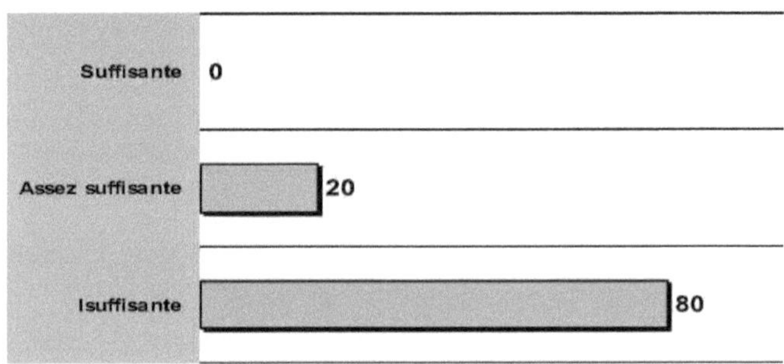

Fonte: dados deste estudo

Quanto à sua satisfação com as informações recebidas antes da intervenção, 80% dos respondentes declararam que essas informações eram insuficientes.

2.2. Depois da operação, como se sentiu?

Choque psicológico, solidão, rejeição, constrangimento e ansiedade foram os principais sentimentos mencionados pela maioria dos entrevistados, especialmente quando o estoma foi descoberto pela primeira vez.

2.3. Sente-se adequado em termos de satisfazer as suas necessidades fisiológicas ou de aceitar o seu estado de saúde ou as suas relações familiares e sociais?

Tabela 14: Distribuição das respostas dos entrevistados de acordo com o nível de adaptação dos mesmos

Respostas	Frequência	
	Sim	Não
Atender às suas necessidades fisiológicas	04	06

| Aceitação do seu estado de saúde | 02 | 08 |
| As suas relações familiares e sociais | 05 | 05 |

Fonte: dados deste estudo

A tabela acima mostra que :

▶ 60% dos pacientes não se sentem adequados para satisfazer as suas necessidades fisiológicas;

▶ 80% dos participantes não aceitam o seu estado de saúde;

▶ 50% dos pacientes não se sentem bem ajustados nas suas relações familiares e sociais.

2.2. Que expectativas tem em relação ao pessoal de enfermagem para superar esta mudança na sua vida?

As expectativas dos pacientes colostomizados em relação aos profissionais são expressas da seguinte forma: (a) antes da operação, querem receber a informação mais compreensível possível, preparação psicológica e apoio moral (6 em cada 10 pacientes) e (b) após a operação, querem que os enfermeiros dediquem mais tempo ao ensino/aprendizagem do autocuidado e que tenham em conta as suas capacidades intelectuais e físicas durante o processo de aprendizagem (4 em cada 10 pacientes).

3. Tema 2: Ajudar as relações

3.1. O que acha de fazer uma colostomia?

Tabela 15: Distribuição dos pacientes de acordo com seus sentimentos sobre a colostomia.

Respostas	Frequência	
	Sim	Não
Agressio^^	02	08
Recusa	10	00
Adaptação	01	09
Motivação para cuidar de si mesmo	06	04

Fonte: dados deste estudo

A observação retirada desta tabela é que todos os participantes entrevistados experimentaram colostomia com um sentimento de recusa e quase todos (9 em 10) com um sentimento de não-adaptação. No entanto, 60% deles responderam que estavam motivados a tratar-se a si próprios.

3.2. Ficou satisfeito com a ajuda prestada no período pós-operatório?

<u>Gráfico 20: Distribuição dos pacientes de acordo com a sua satisfação com a assistência prestada no período pós-operatório.</u>

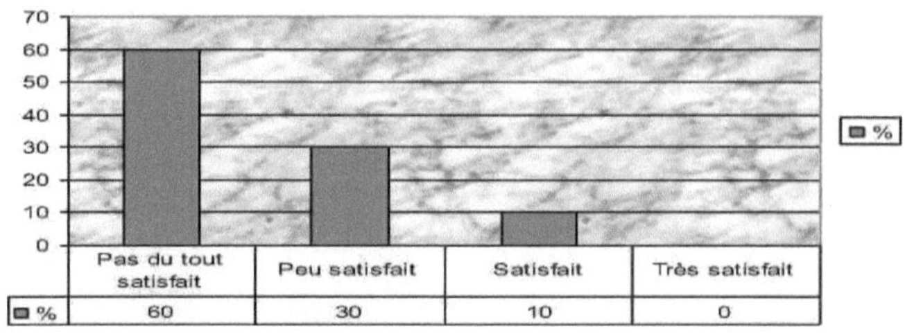

<u>Fonte: dados deste estudo</u>

Esta tabela mostra que

▶ 60% dos pacientes deste estudo não ficaram nada satisfeitos com a ajuda recebida no período pós-operatório;

▶ 30% não estão muito satisfeitos com esta assistência;

▶ Apenas 10% disseram que estavam satisfeitos.

<u>3.3. Em sua experiência pessoal, em qual(is) área(s) você sentiu falta?</u>

<u>Tabela 16: Distribuição dos pacientes de acordo com o aspecto dos cuidados para os quais sentiram falta</u>

Respostas	frequência	
	Sim	Não
Comunicação com enfermeiros	04	06
Aprender a cuidar	06	04
Ouvindo	08	02
A humanização dos cuidados	06	04

<u>Fonte: dados deste estudo</u>

A tabela acima mostra que :

▶ 80% dos entrevistados apontaram uma falta de escuta por parte da equipe de enfermagem;

▶ Para 60% dos participantes, a percepção da falta de qualidade na relação de ajuda com os cuidadores está relacionada com a aprendizagem do autocuidado e do aspecto humano do cuidado;

▶ 40% dos pacientes expressaram insatisfação com o estilo de comunicação do pessoal de enfermagem, que, segundo eles, se caracterizava pela indiferença em relação às preocupações psicológicas do paciente.

<u>4- Tema 3: Educação terapêutica</u>

<u>4.1. Quem providenciou o ensino/aprendizagem após a operação?</u>

Oito em cada dez pacientes afirmaram que a educação terapêutica pós-operatória é fornecida por enfermeiros das enfermarias, enquanto os outros dois participantes do estudo afirmaram que foi fornecida por membros da família.

<u>4.2. O que é que isso cobre?</u>

<u>Tabela 17: Distribuição dos pacientes de acordo com os tópicos abordados durante a educação terapêutica pelos enfermeiros nos EUA</u>

Respostas	Frequência	
	Sim	Não
O tratamento	04	06
Cuidados	10	00
Complicações e incidentes de colostomia	00	10
A dieta a seguir	00	10
Vida saudável	00	10

<u>Fonte: dados deste estudo</u>

Das respostas dos participantes fica claro que a sua educação terapêutica se concentra na técnica de atendimento (10 em cada 10 pacientes) e no tratamento a ser seguido (4 em cada 10 pacientes). No entanto, esta educação não trata de complicações e incidentes de colostomia, medidas dietéticas e estilo de vida (10 em cada 10 pacientes).

<u>4.3. Durante a sua hospitalização, quantas sessões de autocuidado você recebeu?</u>

Quase todos os respondentes confirmaram ter recebido apenas duas sessões de ensino/aprendizagem sobre autocuidado durante a sua hospitalização (dado que o MDS está 10 dias nas enfermarias cirúrgicas do INO).

<u>4.4. Você agora é capaz de fazer seus próprios cuidados?</u>

Seis em cada dez pacientes afirmaram que são capazes de prestar os seus próprios cuidados, mas que falta assistência de enfermagem quando a prestam pela primeira vez. Os outros quatro pacientes mencionaram (a) fadiga, (b) não aceitar o novo corpo e (c) não se adaptar à nova situação de vida como razões para não fazer autocuidado.

<u>4.5. O que você acha da disponibilidade de enfermeiras?</u>

Metade dos participantes estava insatisfeita com a disponibilidade dos enfermeiros. Quanto à duração da hospitalização após a operação (cerca de 10 dias), todos os respondentes disseram que isto era suficiente, apenas eles gostariam de mais sessões de ensino/aprendizagem sobre o autocuidado dos enfermeiros.

5. Tema 4: Necessidades e expectativas

5.1. O que você precisa saber para administrar sua saúde após a alta?

As respostas variaram entre os pacientes que ainda estavam no hospital após o procedimento e aqueles que tinham saído do hospital e continuavam seu tratamento. Para os primeiros, eles querem mais informações sobre (a) incidentes e complicações da colostomia, (b) dieta, (c) como obter bolsas de colostomia (em cidades pequenas), (d) se e como rezar, e (e) se eles podem fazer atividades rotineiras (por exemplo, caminhar, tomar banho, viajar, etc.).

Para os participantes que já deixaram o hospital após a intervenção, eles querem discutir soluções para os seguintes problemas: (a) vazamento devido à escolha errada do equipamento, (b) medo de se mostrar nus, especialmente na frente da família, (c) problemas na vida conjugal (eles não ousam retomar relacionamentos íntimos), (d) desconforto ao dormir, estão sempre vigilantes com o saco, (e) reacções da pele (alergia ao saco), (f) evitar situações exigentes (café, viagem à família), (g) problemas de vestuário e (h) especialmente o custo dos sacos que pesa muito no seu orçamento.

5.2. O que você acha difícil de adquirir?

Para a maioria dos participantes, o que eles acham difícil de aprender é como evitar vazamentos, como escolher o aparelho de ostomia certo, e querem saber sobre associações que podem ajudá-los a conseguir bolsas de colostomia.

5.3. Quais são as suas expectativas em relação aos cuidados de enfermagem?

Oito em cada dez participantes afirmaram que a educação terapêutica que receberam não lhes permitiu desenvolver o autocuidado e a adaptação. As expectativas dos enfermeiros incluíam (a) ensino/aprendizagem regular adaptado à sua condição física e psicológica e capacidades intelectuais, (b) maior disponibilidade, (c) boa preparação psicológica antes do procedimento, (d) apoio moral para aceitar a colostomia, (e) uma explicação ampla sobre a escolha do aparelho apropriado para evitar vazamentos e (f) aprendizagem sobre os diferentes incidentes e complicações da colostomia e como evitá-los.

5.4. Você tem alguma sugestão?

As sugestões feitas pelos participantes são mostradas na tabela seguinte:

Tabela 18: Sugestões dos pacientes entrevistados para melhorar o seu autocuidado e adaptação

Sugestões dos pacientes	Frequência	%
Organização de sessões educativas para benefício dos doentes durante a sua estadia no INO	7	70%

Cobertura completa das bolsas de colostomia por uma associação	5	50%
Conhecimento de dieta, curativos, roupas, viagens, incidentes e complicações da colostomia	3	30%
Bons cuidados com os pacientes no hospital.	3	30%

Fonte: dados deste estudo

Capítulo 5: Discussão

<u>I. Discussão dos resultados</u>

Este capítulo apresenta a discussão dos resultados a fim de responder à questão da pesquisa deste estudo, integrando os resultados obtidos através do questionário dos enfermeiros e os coletados através da entrevista com os pacientes com colostomia.

1. <u>Habilidades de cuidados ostómicos.</u> A exploração deste tema como uma plataforma para os enfermeiros apoiarem os pacientes com colostomia revelou o seguinte:

1.1. <u>Formação básica.</u> As respostas dos enfermeiros revelaram uma clara falta de formação básica nesta área. Apenas 39% dos enfermeiros tinham recebido esse treinamento, porém, esses enfermeiros descreveram esse treinamento como insuficiente.

1.2. <u>Educação contínua.</u> No que diz respeito a este aspecto, parece, a partir das respostas recebidas, que a educação contínua é quase inexistente, enquanto a formação inicial tem lacunas no que diz respeito aos cuidados a prestar a estes pacientes.

2. <u>Cuidados relacionais.</u> A análise dos resultados também revelou que os cuidados relacionais são negligenciados em detrimento dos cuidados técnicos.

Para assegurar os cuidados e promover o autocuidado, a enfermeira é chamada a facilitar o desenvolvimento de conhecimentos, know-how e habilidades de vida e a promover a sua integração pelo paciente, a fim de lhe permitir gerir melhor o seu estado de saúde. No entanto, as respostas das enfermeiras entrevistadas, confirmadas pelas dos doentes entrevistados, mostram claramente que a educação terapêutica diz essencialmente respeito à técnica de tratamento do estoma. Não lida com as complicações e incidentes da colostomia (abordagem de resolução de problemas) ou com medidas dietéticas e vida saudável.

3 <u>Desenho de cuidados de enfermagem.</u> As principais conclusões dos resultados relativos ao desenho dos cuidados são (a) os cuidados de enfermagem são prestados sem planeamento prévio e (b) a maioria dos enfermeiros não identifica e analisa as necessidades dos pacientes. Contudo, a recolha de informação deve incluir, para além das necessidades identificadas para cada paciente, informação sobre a disponibilidade do paciente para aprender, bem como as suas características físicas, psicológicas e socioeconómicas. Esta foi uma das principais expectativas dos pacientes entrevistados.

A concepção de Virginia Henderson continua a ser a única adoptada por alguns enfermeiros, enquanto que é essencial ter consciência de outras concepções, neste caso as de Roy, Orem e Watson, para orientar a função de enfermagem através de uma concepção adaptada ao contexto marroquino, centrada no cuidado humano, centrada no autocuidado e na adaptação da pessoa que está em contínua interacção com o seu ambiente e que vive uma experiência de colostomia.

4. Adaptação. Diante das dificuldades da pessoa ostomada para integrar seu novo corpo, a enfermeira é a melhor colocada para ajudar o paciente a se adaptar a esta nova situação de vida. Contudo, todos os pacientes entrevistados experimentaram a colostomia com um sentimento de recusa e de não adaptação. Choque psicológico, solidão, rejeição, constrangimento e ansiedade foram os principais sentimentos mencionados pela maioria dos entrevistados, especialmente quando o estoma foi descoberto pela primeira vez. Isto pode significar que a sua preparação antes do procedimento não foi eficaz. A INO não tem um estoma terapeuta, mas um psicólogo, um nutricionista e um assistente social, no entanto, os seus serviços continuam a ser insuficientes ou mesmo inexistentes de acordo com os pacientes entrevistados. Uma boa coesão entre os membros da equipe de saúde e o apoio psicológico é, portanto, essencial para estes pacientes, ajudando-os a lidar com a carga emocional desta experiência de saúde.

No pós-operatório, os principais problemas levantados pelos pacientes são a não aceitação do novo corpo, a incontinência e as limitações ligadas ao estoma (vazamentos, escolha do aparelho adaptado, etc.). 80% dos participantes não aceitam o seu estado de saúde, por isso o objectivo é dar à pessoa confiança para aceitar a sua nova situação, para que não seja um problema sério, mas apenas uma mudança nos seus hábitos de vida, aos quais se adaptarão.

No entanto, o foco em projetos de vida, ajudando o paciente a aceitar sua nova imagem corporal, fazendo com que o paciente expresse suas necessidades e organizando um encontro entre o paciente e outra pessoa que tenha sofrido uma colostomia, não parece preocupar as enfermeiras questionadas, o que explica as dificuldades de adaptação experimentadas por essas pessoas. Roy (1997) vê o indivíduo como um sistema adaptativo em constante interação com um ambiente em mudança e, portanto, exposto a muitos estímulos. A intervenção da enfermeira visa manter respostas adaptativas eficazes e modificar as ineficazes, manipulando o estímulo focal e os estímulos contextuais. O objetivo é promover a adaptação da pessoa para ser receptiva. A aceitação ativa bem sucedida parece, portanto, ser fundamental para a saúde do corpo-sobre-espírito do ostomado. Contudo, parece que certos factores identificados nos resultados do questionário dificultam o apoio a este doente, tais como (a) a falta de competência da enfermeira em apoio psicológico, (b) a falta de conhecimento nesta área (apoio) e (c) a falta de disponibilidade para manter uma relação de ajuda.

5. Informação. Este aspecto ainda está subdesenvolvido, pois a maioria das enfermeiras acredita que informar a pessoa sobre as consequências da operação é tarefa do médico. Neste sentido, Lewis, Heitkemper e Dirksen (2003) afirmam que duas intervenções visam melhorar a capacidade de adaptação do paciente. A primeira é fornecer informações sensoriais e a segunda é

fornecer a educação necessária para que o paciente possa lidar com a situação esperada.

A entrevista com os pacientes com colostomia que participaram do estudo confirmou os resultados do questionário, pois 8 em cada 10 desses pacientes afirmaram que essa informação é insuficiente e que querem receber a informação mais compreensível possível. A enfermeira é portanto chamada a mostrar empatia, a criar um ambiente de apoio e conforto e a responder às perguntas do paciente de uma forma ética. Ele explica o procedimento ao paciente de acordo com o seu nível de compreensão e, se necessário, pede ao médico para esclarecer certas informações. Por isso, é importante determinar que informação o paciente precisa e explicar-lhe o que ele quer saber. A ausência de um código de ética para enfermeiros em Marrocos encoraja uma relação desordenada entre o paciente e o enfermeiro.

6. ensinar/aprender autocuidado. Os cuidados de enfermagem são de natureza técnica, relacional e educativa. Abrange tanto os cuidados prestados sob prescrição médica como os que estão em aplicação do papel próprio (Collière, 1982 e Montesinos, 1991). No entanto, este estudo mostrou que o aspecto educativo continua subdesenvolvido. O questionário e as entrevistas revelaram que as sessões de ensino/aprendizagem sobre autocuidado organizadas pelos enfermeiros são quantitativa e qualitativamente deficientes e nem sempre atendem às necessidades dos pacientes. Todos os participantes denunciaram a indisponibilidade de protocolos de atendimento para pacientes colostomizados em suas unidades e enfatizaram a grande importância de tê-los. As componentes educacionais do aconselhamento dietético (dieta) e a resolução de problemas não são abordadas neste ensino/aprendizagem. Na ausência de ferramentas didáticas e instrumentos de medida, 93% dos participantes que avaliaram o ensino/aprendizagem das atividades de autocuidado, 64% basearam sua avaliação no fato de que a pessoa que estava sendo ensinada não mais pediu ajuda para realizar seus cuidados, e 29% basearam-na nos resultados de uma demonstração bem sucedida por parte do paciente. Isto mostra que a maioria dos enfermeiros não adopta uma abordagem científica ao ensino/aprendizagem. Os resultados da entrevista com os pacientes colostomizados neste estudo corroboram este achado. Suas respostas mostram claramente que a educação terapêutica está focada principalmente na técnica de atendimento e no tratamento a ser seguido sem abordar as complicações e incidentes da colostomia, medidas dietéticas e vida saudável. Quase todos os respondentes confirmaram que tinham recebido apenas duas sessões de ensino/aprendizagem sobre autocuidado durante a sua hospitalização. Também 6 em cada 10 pacientes afirmaram que a assistência de enfermagem está ausente quando realizam seus primeiros cuidados, daí a falta de feedback. O ensino ao cliente é um processo planejado usando vários meios, como palestra, consulta, recomendação, demonstração e discussão. Além de identificar necessidades, a enfermeira desenvolve um plano de ensino, ensina e monitora a eficácia do ensino em parceria com o paciente.

7. <u>Apoio</u>. A fim de proporcionar bem-estar e apoio ao paciente, é essencial que a enfermeira seja empática e sensível ao luto do paciente. A relação de ajuda é sempre bem sucedida quando a enfermeira mostra claramente ao paciente que ele acredita no seu sofrimento. É importante estar disponível para ouvir e criar o clima de confiança que é essencial para o apoio holístico do paciente colostomizado.

Este estudo destaca a importância do papel da enfermeira com pacientes colostomizados. A enfermeira é sempre chamada por esses pacientes para dar apoio e atender às suas necessidades (71% dos enfermeiros participantes do estudo são sempre chamados e 18% frequentemente). No entanto, apenas 39% dos enfermeiros participantes do estudo responderam que estão sempre disponíveis, 25% estão frequentemente disponíveis e 36% estão por vezes disponíveis. Portanto, a disponibilidade para o paciente com colostomia nem sempre é assegurada. A entrevista com os pacientes confirma esta observação, o que explica a insatisfação destes pacientes e as suas dificuldades em se adaptarem e assegurarem o seu autocuidado.

Os enfermeiros que participaram deste estudo estão conscientes da importância do papel do enfermeiro diante de um paciente colostomizado. A análise das suas respostas sobre o significado do apoio de enfermagem revelou uma divergência no seu significado (a) 9 enfermeiros entenderam o apoio como um cuidado técnico, (b) 71% dos inquiridos descreveram o apoio como uma relação de ajuda e (c) apenas 11 enfermeiros o entenderam como um cuidado holístico.

8. As <u>expectativas dos pacientes em relação aos cuidados de enfermagem</u>. 8 em cada 10 pacientes afirmaram que a educação terapêutica que receberam não lhes permite desenvolver o seu autocuidado. Suas principais expectativas dos profissionais eram (a) ensino/aprendizagem regular adaptado à condição e capacidade intelectual do paciente, (b) maior disponibilidade de enfermeiros, (c) boa preparação antes da operação, (d) apoio psicológico para aceitar a colostomia, (e) uma explicação ampla sobre a escolha do aparelho apropriado para evitar vazamentos e (f) ensino sobre os diferentes incidentes e complicações e como evitá-los.

Na França, o uso de uma enfermeira de ostomia é essencial para personalizar o aparelho, prevenir complicações e iniciar a autonomia, educando o paciente. Este profissional explica em detalhe os diferentes aparelhos possíveis, dá conselhos de higiene e dieta e também prepara o paciente para actividades futuras (Toulouse, 2002). A localização é feita pela enfermeira do estoma. Consiste em encontrar a localização ideal do estoma de acordo com o bypass digestivo que será realizado. Isto permitirá um aparelho fácil e proporcionará o menor desconforto possível. Tem em conta os hábitos da pessoa (vestuário, actividade profissional, passatempos, possível deficiência, etc.), possíveis flutuações de peso, etc.

Para realizar o ensino/aprendizagem do autocuidado do ostomato, a enfermeira é chamada, entre outras coisas, a ser hábil na psicologia dos pacientes colostomizados. Assim, poderia ser competente para dar conselhos sobre vestuário ou sobre os diferentes dispositivos à disposição do paciente para o ajudar a fazer a escolha certa, a fim de evitar fugas e assim garantir uma qualidade de vida.

Uma pesquisa publicada na revista "Soins" (1999) revelou que 80% dos cirurgiões digestivos usam sempre um terapeuta entero-estomal, 96% dos médicos notam a necessidade de uma enfermeira especialista para equipamentos pós-operatórios, 99% dos cirurgiões digestivos confiam-lhes cuidados com a pele e 90% da profissão médica considera importante o uso de um terapeuta entero-estomal para se relacionar com redes extra-hospitalares. Isto mostra a utilidade da função de enfermeira do estoma.

9. <u>Problemas que dificultam o papel da enfermeira no desenvolvimento do autocuidado em pacientes colostomizados</u>. Os factores que estão na origem das deficiências acima mencionadas, que são referidos pelos participantes no estudo, são (a) a insuficiência de recursos materiais, tais como a falta de materiais de planeamento e organização dos cuidados e de ferramentas didácticas para assegurar o ensino/aprendizagem do autocuidado, (b) a insuficiência de recursos humanos, tais como a escassez de pessoal de enfermagem e a carga de trabalho excessiva, (c) a falta de treinamento contínuo nos cuidados de colostomia e a falta de supervisão do pessoal de enfermagem, (d) a falta de envolvimento do psicólogo, assistente social e nutricionista no apoio aos pacientes, (e) a falta de colaboração da família, especialmente porque 80% dos pacientes vivem fora de Rabat e, portanto, longe de INO, e (f) o nível de educação do paciente e sua capacidade de aprendizagem: 60% dos pacientes são analfabetos e 50% estão na faixa etária dos 50+.

Várias restrições impedem a realização de cuidados de enfermagem holísticos e adequados para pacientes colostomizados no INO. No entanto, existe uma ambição notável por parte da maioria do pessoal de contribuir para qualquer iniciativa de mudança. Isto merece o compromisso e o apoio de todos os actores envolvidos nesta instituição para ultrapassar os constrangimentos acima mencionados.

II. <u>Pontos fortes e limitações do estudo</u>

1. <u>Os pontos fortes do estudo.</u> Este estudo é considerado o primeiro deste tipo no INO que se debruçou sobre o papel da enfermagem no desenvolvimento do autocuidado em pacientes colostomizados. Ilumina as questões do autocuidado e do tratamento destes pacientes. A colaboração dos participantes e a acessibilidade das informações evidenciaram a falta de recursos na localização deste estudo e as dificuldades e "esquecimento" que os pacientes colostomizados experimentam.

2. <u>Limitações do estudo.</u> As principais limitações desta pesquisa são (a) o nível descritivo desta pesquisa não permite a generalização dos seus resultados, uma vez que o estudo diz respeito a um contexto particular que é o Instituto Nacional de Oncologia em Rabat e (b) a falta de literatura empírica e estudos realizados a nível nacional relacionados com o tema desta pesquisa.

III. <u>implicações pessoais</u>

▶ Projeto pessoal para explorar uma questão de preocupação;

▶ Desenvolvimento de um quadro conceptual para o estudo baseado em concepções e teorias de enfermagem, nomeadamente as de Orem (1991, 1995), Roy (1987) e Watson (2000);

▶ Moldagem pessoal dos instrumentos de recolha de dados (questionário e entrevista);

▶ Desenvolver um plano de cuidados para a pessoa com uma experiência de colostomia.

IV. <u>Recomendações</u>

Tendo em vista as deficiências que surgiram durante a discussão dos resultados deste estudo, é apropriado formular algumas recomendações, aproveitando as sugestões feitas pelos participantes do estudo, que podem levar a uma possível melhoria no apoio da pessoa colostomizada no INO.

Estas recomendações serão apresentadas em quatro áreas, relacionadas com (a) formação, (b) prática, (c) gestão e (d) investigação.

1. <u>Recomendações para a formação.</u>

1.1. <u>Formação básica.</u>

▶ O módulo de formação de clientes dado aos alunos do segundo ciclo também deve ser integrado no currículo da formação básica de enfermeiros do primeiro ciclo, secção "enfermeiro polivalente". Isto para que os futuros alunos de enfermagem possam adoptar uma abordagem científica ao ensino/aprendizagem sobre pessoas com problemas de saúde, como a colostomia. Esta formação deve permitir aos profissionais desenvolver competências no desenvolvimento de projectos educativos personalizados em parceria com o paciente;

▶ A formação básica deve permitir aos graduados, através da integração do módulo "Escolas de Pensamento de Enfermagem", familiarizar-se com os principais conceitos e teorias da enfermagem e integrar as abordagens de enfermagem;

▶ Os cuidados de enfermagem de pacientes colostomizados devem ser integrados no curso de formação básica, tanto técnica como relacional, bem como na área da psicologia do paciente colostomizado, para que o paciente possa ser apoiado de forma profissional.

1.2. <u>Educação contínua</u>

Para enfermeiros que trabalham a nível INO, sugere-se que :

▶ Organizar sessões de educação continuada em cuidados de colostomia (desenvolvimento de habilidades de cuidados com estoma, educação terapêutica, etc.);

▶ Promover uma cultura de desenvolvimento e utilização de protocolos de enfermagem em estomatoterapia e sua disseminação ao nível das unidades de cuidados onde estes pacientes permanecem;

▶ Dado que o currículo de treinamento para enfermeiros do IFCS não inclui treinamento em estomaterapia, sugere-se que seja dado apoio ao treinamento de enfermeiros referentes no campo de cuidados holísticos do estoma (colostomia, jejunostomia, traqueostomia, etc.) no INO, que irão assegurar o treinamento, informação e supervisão das equipes de enfermagem e a participação na implementação dos protocolos de cuidados. Neste contexto, é necessário aproveitar a oportunidade do advento da associação Lalla Salma para a luta contra o cancro e a parceria que o Hospital Universitário Ibn Sina está a tecer com outros hospitais universitários no estrangeiro, para organizar cursos de formação facultativos no estrangeiro em benefício dos enfermeiros dos hospitais onde se desenvolve a especialidade de estomatoterapia (França, Bélgica, Canadá, etc.);

▶ Apoiar a investigação em enfermagem para impulsionar a prática da enfermagem no sentido de melhorar as competências de enfermagem nesta área.

2. Recomendação para a prática de cuidados

▶ Referindo-se ao módulo de educação do cliente no 2º ciclo do EPM e ao enquadramento deste estudo, este plano de cuidados é proposto como exemplo de uma abordagem holística de cuidados para a pessoa com uma experiência de saúde como uma colostomia.

Tabela 19: Plano de cuidados de enfermagem para a pessoa com experiência de colostomia

Intervenções de enfermagem	Justificativas	Resultados Esperados

1º objectivo: Preparação da pessoa antes de se fazer a colostomia.

- Pergunte à pessoa se ela já foi operada e registre suas impressões negativas e positivas.	Os medos sobre as más experiências aumentam a ansiedade; - A enfermeira pode corrigir concepções erradas e permitir que a pessoa expresse suas emoções, concentrando-se em experiências positivas.	- A pessoa expressa ansiedade e medos sobre a cirurgia; - Ela tem uma atitude positiva em relação à cirurgia.
Reveja as informações fornecidas pelo cirurgião e certifique-se de que foram compreendidas. Determinar se a colostomia é temporária ou permanente, e se esta última, propor uma consulta com o psicólogo; Use *modelagem* ou ilustrações para indicar a localização do estoma.	- As explicações neutralizam os equívocos e aliviam a ansiedade; Se a colostomia for permanente, será mais difícil assegurar uma atitude profissional positiva.	- O paciente compreende as mudanças que a cirurgia vai trazer ao seu corpo; - A pessoa pode estar suficientemente preparada para apontar para o local onde o estoma deve ser colocado e para tocar nesse local.

2° objectivo: Promover a adaptação após a intervenção.

- Encoraje a pessoa a expressar seus sentimentos sobre a colostomia (autoconceito); - Ser empático; mostrar ajuda, escuta activa e prontidão para responder às necessidades da pessoa.	- Para que a pessoa possa verbalizar e esclarecer os seus medos e para que o psicólogo e a equipa de saúde tomem as medidas necessárias para os reduzir.	- A pessoa expressa livremente os seus medos; - Ela pede ajuda quando necessário. Ela indicou que estava disposta a encontrar-se com uma pessoa colostomizada.

- Oferecer-se para estar ao lado da pessoa quando ela tocar pela primeira vez no estoma; - Sugerir que o cônjuge do paciente ou outra pessoa significativa veja o estoma; - Organizar uma visita para uma pessoa com uma colostomia.	O cônjuge ou família poderá responder imediatamente às perguntas do paciente, o que aliviará a ansiedade do paciente; Uma pessoa que já foi colostomizada é particularmente capaz de confortar o paciente, pois sabe por experiência própria como o paciente se sente.	- O paciente é motivado a falar sobre o seu estoma e é receptivo a aprender o autocuidado; - Ele começa a aceitar o novo eu.

3º objectivo: ensinar/aprender o autocuidado.

- Elaborar um projeto éducatif en tenant compte (a) des caractéristiques de la personne ; (b) de l'environnement d'aprendentissage, (c) des facteurs physiques du patient , (d) des facteurs émotifs et intellectuels, (e) des facteurs	- O projecto educacional permite recolher os dados necessários para o sucesso do ensino/aprendizagem, adaptar o ensino a cada paciente e às suas necessidades, respeitar as capacidades físicas e intelectuais do paciente e avaliar a aprendizagem do paciente;	- A pessoa é capaz de fazer o autocuidado antes da descarga: ele manuseia corretamente o aparelho de ostomia, ele pode limpar e trocar sua bolsa sem ajuda, ele é capaz de irrigar seu
(f) factores económicos e sociais. (g) valores espirituais ; - Uso de materiais didáticos	- Esta informação é dada de de compreensão do paciente melhor autonomia para realizar o autocuidado e um	estoma. - a pessoa está no quatro modos de adaptação (modo

(demonstração, vídeo, cartazes, modelagem...) ; - Foco nos planos de vida do paciente (estas crianças, viagem a Meca, etc.) - O ensino/aprendizagem abrange os seguintes tópicos: • preparar o seu saco de colostomia, • troque a sua bolsa antes que o vazamento ocorra, • irrigar o estoma dele, • conselhos de vestuário, • a dieta necessária (para evitar incidentes como a diarreia), Ensine ao paciente como monitorar o estoma (complicações, alergias, etc.); - Envolva a família, se o paciente estiver disposto; Avaliar a aprendizagem (feedback verbal e não verbal, perguntas e respostas, repetição de	adaptação a uma nova situação de vida.	fisiológica, autoconceito, função por papel e interdependência).
autocuidado com a assistência da enfermeira, etc.).		

► O cuidado holístico de pacientes colostomizados requer que a equipe de saúde adote um desenho de cuidados para orientar sua prática. A abordagem de cuidados é baseada num plano específico de ensino/aprendizagem para cada paciente, tendo em conta a capacidade física do paciente após a cirurgia, o grau de adaptação, o nível de receptividade do paciente à aprendizagem do autocuidado, a capacidade intelectual do paciente para adaptar a mensagem educacional e o nível socioeconómico do paciente;

▶ Reforçar a cooperação multidisciplinar entre os profissionais envolvidos no atendimento destes pacientes, ou seja, os enfermeiros, o reanimador, o cirurgião, o psicólogo e o assistente social do INO, a fim de garantir melhor apoio à pessoa colostomizada em todos os níveis;

▶ Adotar e adaptar, através de *benchmarking,* a experiência do Hospital Universitário de Toulouse, que traça as etapas do processo de cuidado do paciente colostomizado. Este processo está suficientemente documentado na revisão da literatura;

▶ Disponibilizar o material (salas e materiais educativos, etc.) e recursos humanos (pessoal de enfermagem suficiente, enfermeiro de referência na terapia do estoma) para organizar sessões concretas de ensino/aprendizagem sobre autocuidado a fim de assegurar a avaliação da adaptação e autonomia do paciente antes da alta do hospital;

▶ Para lançar mais luz sobre as dimensões éticas e humanas dos profissionais de enfermagem, especialmente quando se trata de pacientes que estão passando por uma mudança em suas vidas.

2. Recomendações para a gestão

▶ Trabalhar para assegurar que a humanização do hospital seja sustentável através da melhoria contínua no atendimento de pacientes com uma experiência de saúde como a colostomia;

▶ Integrar o projeto social e de humanização no projeto hospitalar, incluindo

irá beneficiar estes pacientes;

▶ Criar uma unidade para organizar sessões de ensino/aprendizagem para estes pacientes e suas famílias;

▶ Desenvolvimento de uma ficha de ligação detalhada para ajudar os pacientes colostomizados a receberem cuidados nas instalações de saúde onde residem;

▶ Apoiar a criação de uma associação de pessoas que vivem com uma experiência de ostomia, a fim de :

    o Promover a reintegração psicológica, familiar, social e profissional destas pessoas;

    o Prestar assistência a quem dela necessita;

    o Promover a divulgação de informações sobre terapias e dispositivos para melhor conforto;

o Aliviar a carga de pacientes indigentes fornecendo-lhes o equipamento necessário
para realizar cuidados (aparelhos, bolsas, pomadas adesivas e agentes antialérgicos)
em quantidades suficientes e periódicas;

o Aumentar a consciência pública através da mídia sobre os problemas dessas pessoas.

A criação desta associação também :

o um lugar de intercâmbio e construção da autoconfiança, só um ostomato pode trazer
credibilidade a um novo ostomato;

 o Un lieu unique de partage de connaissances des appareillages. 

La rencontre avec un stomisé démontre qu'on peut vivre avec

3. Recomendações para a investigação

► Conduzir um estudo em outros ambientes hospitalares onde pacientes colostomizados são
tratados;

► Conduzir pesquisas para explorar os fatores que influenciam a aprendizagem do autocuidado na
pessoa colostomizada;

► Conduzir pesquisas para comparar o nível de qualidade de ensino/aprendizagem do autocuidado
e o nível de coping da pessoa com uma experiência de colostomia.

Conclusão

A colostomia tem um impacto significativo na vida do paciente, tanto física como psicologicamente, bem como em termos de vida familiar e social. O paciente é confrontado com um novo ambiente e novas prioridades. Há vários momentos que podem ser difíceis de gerir durante esta experiência, quer seja o anúncio do cancro, a fase do tratamento ou o regresso a casa.

O apoio destes pacientes é essencial dada a extensão das consequências psicológicas da operação do estoma digestivo. Quando o paciente toma consciência de todas as mudanças físicas provocadas pela operação, ele fica totalmente sobrecarregado, perdido e estressado pelos diversos eventos. Eles estão ansiosos com o futuro, a alteração da sua imagem corporal, a perda de autonomia e o sofrimento psicológico que se segue. O apoio a estes pacientes requer uma equipe multidisciplinar (cirurgião, enfermeiro, psicólogo, assistente social, nutricionista, etc.) e também uma certa experiência em terapia do estômago, a fim de proporcionar um cuidado holístico. O pessoal de enfermagem tem um papel essencial a desempenhar para ajudar estes pacientes a desenvolverem o seu autocuidado e a adaptarem-se à sua nova situação de vida.

Os resultados deste estudo mostram que os enfermeiros estão conscientes do seu papel técnico, relacional e educativo no apoio aos pacientes com colostomia. No entanto, ainda existem deficiências nesta área que precisam de ser colmatadas. O estudo sugere, entre outras coisas, uma formação básica em cuidados de colostomia e educação contínua para enfermeiros envolvidos no cuidado destes pacientes. Além disso, é proposto um plano de cuidados para garantir cuidados holísticos para estes pacientes. Além disso, há um interesse em treinar enfermeiros "de referência" na terapia do estoma para promover este apoio.

Este estudo poderia servir como base para iniciar mais estudos de enfermagem em outros ambientes hospitalares que prestam cuidados a pacientes com colostomia fora do INO. Além disso, mais pesquisas poderiam ser consideradas em nível correlacional para investigar a relação entre a qualidade do ensino do autocuidado e o grau de adaptação dos pacientes com experiência de colostomia.

Referências Bibliográficas

Assal, JPh., Deccache, A. e D'Ivernois, J-F. (1998). Relatório da OMS Europa sobre educação terapêutica do paciente. Enseignement à la clientèle Cours de 2éme cycle, (Abril 2007) ,58-59.

Brunner, S., Suzanne, S., & Brenda, B. (1194). Cuidados de enfermagem em medicina e cirurgia (3ª ed) Francês (volume 3) Saint-Laurent, Quebec (Canadá).

Carpenito, L.J. (1995). Manual de diagnósticos de enfermagem (5ª ed.). InterEditions, Canadá, 365-366.

Collière M.F., (1982). Promover a vida. De la pratique des femmes soignantes aux soins infirmiers. Paris, InterEditions/Masson.

Dicionário Enciclopédico de Enfermagem (2002).

Drevet S., Jacquelot L., Sion, M.A., Journiac C. e Schabanel, H. (1998-2002). Soins infirmiers II : démarches relationnelles et éducatives, initiation et stratégies de recherche (2e éd).édition : Masson, collection : " nouveaux cahiers de l'infirmière ", Paris, p.5-16

Dumas, L., Choisir un cadre théorique, choisir Orem, Nursing Québec, November-December, vol.10, n° 6, 1990, p. 18.

D'ivernois, J-F., Gagnayre, R. (1995). Apprendre à éduquer le patient Approche pédagogique. Enseigenement à la clientèle 2éme cycle (Abril 2007), p.12-20.

Guyot M., Valois M.F. (Maio, 2003). Les entérostomathérapeutes pionenières de l'éducation. Soins, 675, p.46.

Kerouac, S., Pepin, J., Ducharme, F., e Major, F. La pensée infirmière (2ª ed). Laval, Quebec.

Marie Gasse, J., e Guay, L. (1994). Modelos conceituais em enfermagem. Paris: Edições ESKA S.A.R.L.

Ploska, J.F. (Julho-Agosto, 1999). Estômagos. La Revue de l'Infirmière, 51, p. 17.

Pôlet-Masset, A., (1993). Développer son autonomie en soins infirmiers. Paris: Editions Lamarre.

Romeder, J.M. (1990). Saúde pessoal, em J.-M. Romeder et al, Les groupes d'entraide et la santé. Nouvelles solidarités, 49-61. Ottawa: Canadian Council on Social Development.

Sharon, M.L., Margaret, M.H., Shannon, R.D., (2003). Enfermagem em medicina e cirurgia, Grupo Beau Chemen, editora Hée.

Soravia, C., Beyeler, S. e Lataillade, L. (2002). Estômatos digestivos: indicações, complicações, manejo pré e pós-operatório. Jornal Médico Suíço.

Trocme-Fabre, H., (1987). J'apprends, donc je suis, les éditions d'organisation, Paris.

Referências Webográficas

http://www.who.int/fr/. Acessado em 10/10/2007

http://www.cancer.ma/Publications/LatestNews.aspx. Acessado em 13/10/2007

http://www.marocinfocom.com/detail.php?id=3094. "Marrocos: Reunião da Federação Nacional de Centros de Oncologia". Acessado em 13/10/2007

http://www.marocinfocom.com/detail.php?id=3094. Acessado em 15/10/2007

http://www.hc-sc.gc.ca/index e.html. "Tomar conta da sua saúde: a contribuição de enfermeiras e médicos". Acessado em 30/10/2007.

http://www.bdsp.tm.ff/FullText/Show.asp?Ref=141060. "La colostomie: à la recherche de l'inconnu(e)" Isabelle Werquin, Delphine MONFROY. Institut de Formation en Soins Infirmiers, Roubaix, 1946. Acessado em 25/02/2008.

http://bibvir.uqac.ca/theses/24995445/24995445.pdf. Jeannette Fortin

(Tese: "A experiência do processo de aprendizagem do autocuidado em casa em idosos após a cirurgia de uma fratura de quadril". Faculdade de Pós-Graduação, Universidade Laval. Canadá. Acessado em 25/02/2008.

http://www.chu-toulouse.fr/. Serviço de Enfermagem do Hospital Universitário de Toulouse, "Référentiel pour la pratique des soins Infirmiers en stomathérapie_", Edição Hospitalar de Toulouse, coleção "les guides du CHU de Toulouse", local de impressão: Toulouse, janeiro de 2000. Acessado em 05/03/2008

http://www.stomanet.fr/EProfCom/FROST/Public/homepage.nsl7(VIEWDOCSBYID)/99526 172978EDCD9C1256E3E004F2A94. Acessado em 10/04/2008

http://www.hc-sc.gc.ca/hcs-sss/pubs/hhfhs/1995-build-plan-commun/sum-som-lfa.php. Acessado em 10/04/2008.

http://www.arc.asso.fr/pdf/rectum.pdf. Association for Cancer Research (Janeiro, 2003). Acessado em 10/04/2008

http://www.sante.gouv.lf/htm/dossiers/qualite chronicdiseases/acts.pdf. Henri Poincaré "Amélioration de la qualité de vie des personnes atteintes de maladies chroniques". Nancy 1 - Faculdade de Medicina de Dezembro de 2004. Acessado em 3/05/2008

http://www.infp.lf/Acces/Biennale/7biennale/Contrib/longue/7237.pdf. M. Baudrant1, B. Allenet1,

C. Le Tallec2, M. Grangeat3, J. Calop1 e G. Figari3. "Análise das representações da diabetes e seu tratamento em crianças de 7 a 11 anos: prolegômenos em relação à formação". CHU Grenoble 2- Unité Gastro-Entérologie, Hôpital des enfants, Toulouse 3- Sciences. Acessado em 6/05/2008

http://www.infirmiers.com/etud/TFE/memoire/michel-beguier/emotions-outil-de-raisonnance- in-relation-soigneignant.pdf.Les émotions : un formidable outil de " raisonnance " dans la relation soigne/soignant. Junho 2007. Institut de formation en soins infirmiers croix rouge française Angoulême. Acessado em 6/05/2008.

http://pagesperso-orange.fr/cec-formation.net/memoireplanel.html. Planel, M.T., (2000, 2001). Le soin d'hygiène en fin de vie à domicile. Dissertação para o diploma inter-universitário "Soins Palliatifs et Accompagnement". Faculdade de Medicina de Grenoble. Universidade Joseph Fourier, França. Acessado em 06/05/2008

http://raptor1966.free.fr/gael%20tfe.pdf. Acessado em 7/05/2008
http://www.ilcoatlantique.org/modules/mydownloads/singlefile.php?cid=4&lid=6. Acessado em 7/05/2008

http://www.gris.umontreal.ca/rapportpdf/T07-01.pdf Acessado em 8/05/2008.

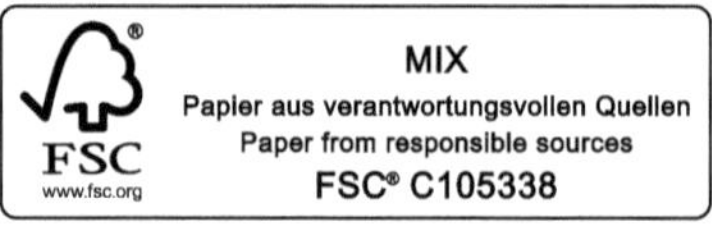

Printed by Books on Demand GmbH, Norderstedt / Germany